健康ライブラリー　イラスト版

リストカット・自傷行為のことがよくわかる本

帝京大学医学部付属病院
メンタルヘルス科（病院）教授
林　直樹［監修］

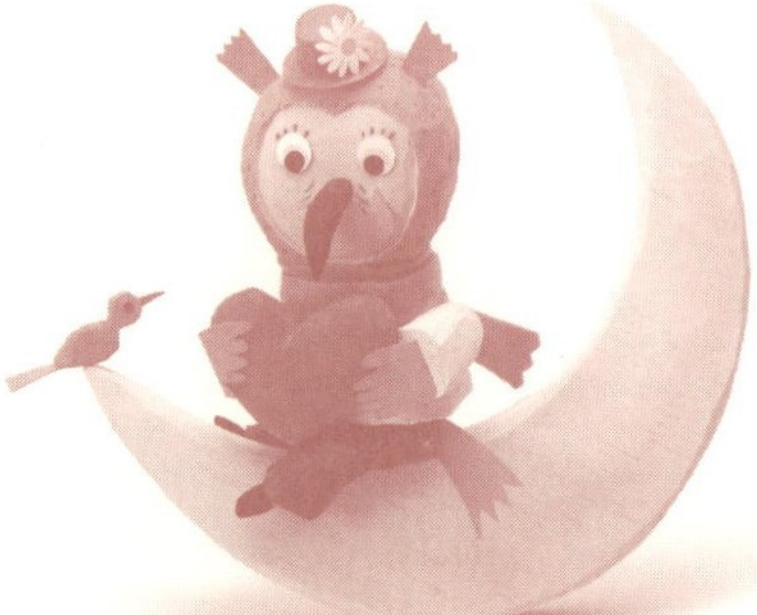

講談社

まえがき

リストカットや過量服薬など、自らの体を傷つける行為を「自傷行為」と言います。自傷行為は、近年増えてきており、大きな問題となっています。

人は誰でも、自分の体は大切なもので、守るべきものだと認識しています。それなのに、自傷行為をする人は自分の体を傷つけ、しかも多くの場合はそれを繰り返すため、周囲の人にショックを与え、冷静さを失わせてしまいます。

自傷行為は、本人にとって声にならない叫びであり、その背景には、自分を確かなものとしてとらえられない不安、他人と適切な関係を築くことができないつらさなどが隠れています。

しかし、行為自体のショッキングさから、助けを求めるメッセージはしばしば誤解されがちです。「気を引くためだ」「死ぬ気などないくせに」などといった誤った思い込みを周囲の人が抱きがちなことも、適切に対応することをむずかしくしています。

この本では、最初に自傷行為についての基本的な知識を紹介し、そのうえで、周囲の人がどのように接したらよいか、本人は自分とどのように向き合っていけばよいかを解説します。

自傷行為からの回復は、本人だけでも、周囲の人だけでもできるものではありません。本人が変わるとともに、周囲の人も対応を見直し、おたがいにかかわり合いながら、よりよい関係を築いていくことが望まれます。

この本が、自傷行為に立ち向かう人の助けになれば、これほどうれしいことはありません。

帝京大学医学部付属病院
メンタルヘルス科（病院）教授
林　直樹

リストカット・自傷行為のことがよくわかる本

もくじ

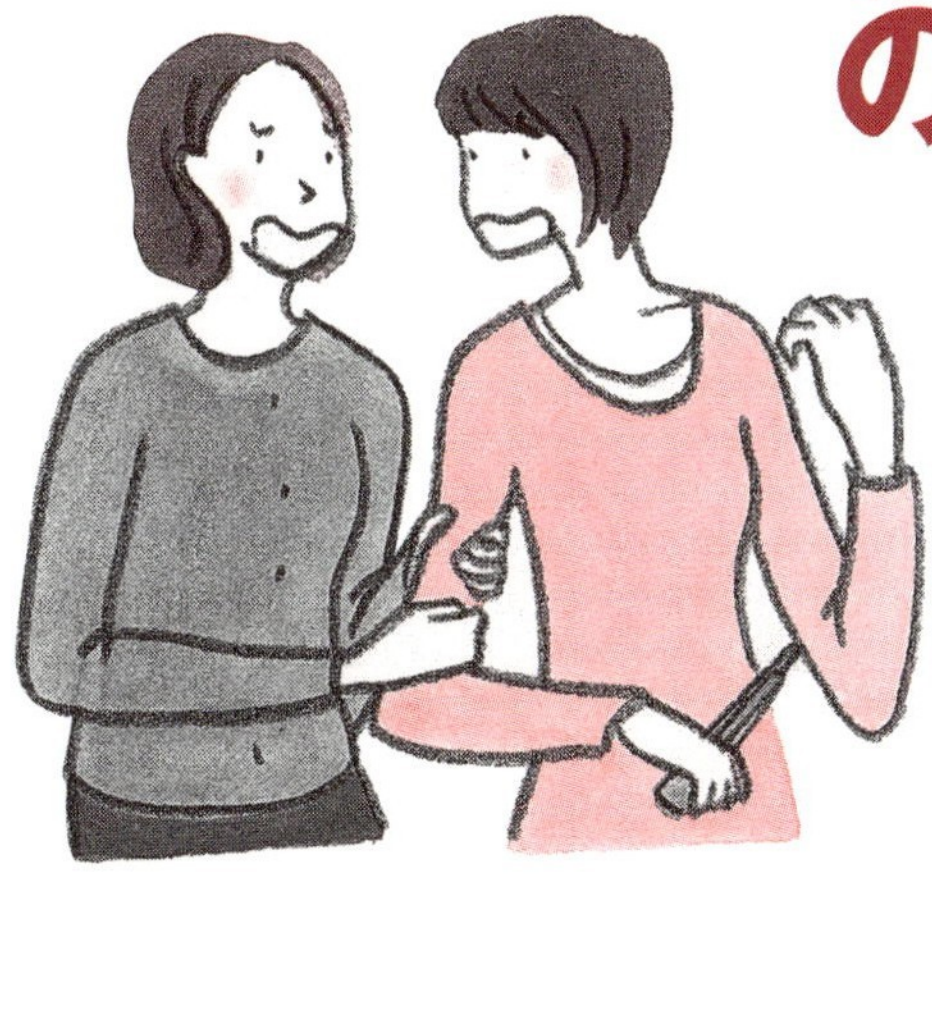

2 周囲の人はどうすべきかを知る

【ケース】うつ状態から、飲酒、リストカットが始まったBさん① …… 29

【緊急の手当て】ケガをしっかり処置する …… 30

【話を聞く】「訊く」より「聞く」。本人の話に耳を傾けて …… 32

【近からず、遠からず】ほどよい距離と冷静さを保って接する …… 34

【注目しすぎない】周囲の反応がリストカットの回数を増やすおそれも …… 36

【すべきことを守る】「支える」のは「治す」こととはちがう …… 38

【むやみに止めない】自傷行為だけを止めても意味がない …… 40

※目次の頁番号は本書の流れに沿って再掲

【誤解を解消①】「周囲の気を引くため」の行動ではない …… 22

【誤解を解消②】一時的な解決を求めて繰り返してしまう …… 24

【誤解を解消③】自殺未遂との区別がむずかしい場合も多い …… 26

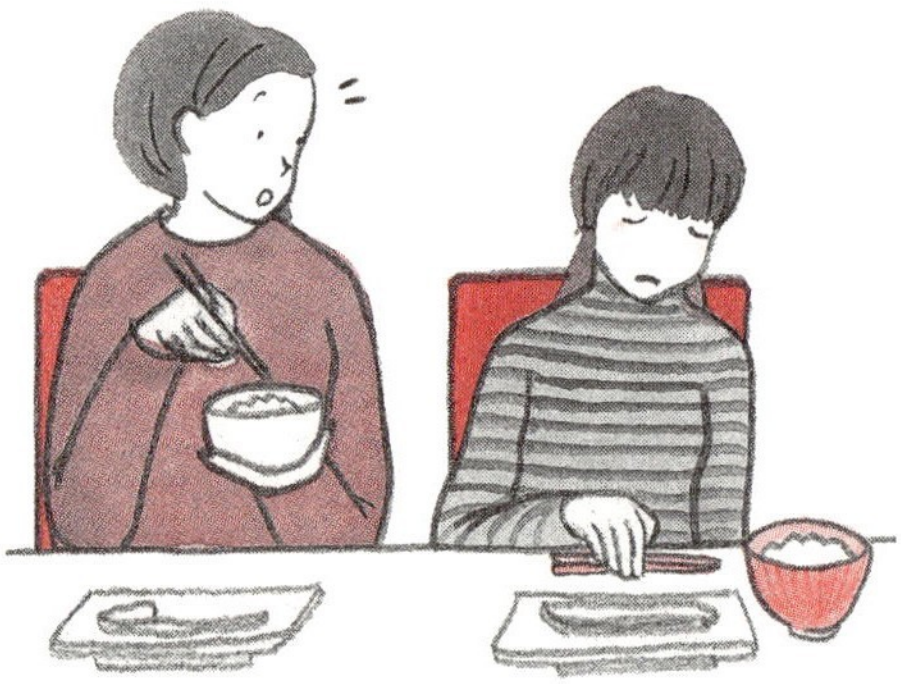

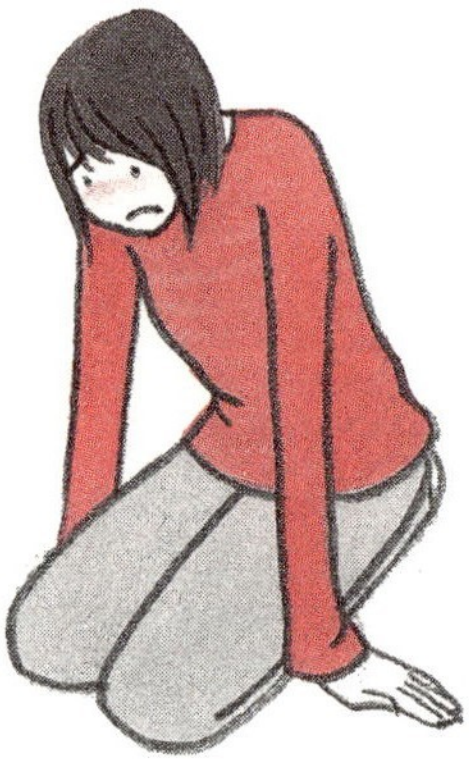

3 「私」を取り戻すために本人ができること

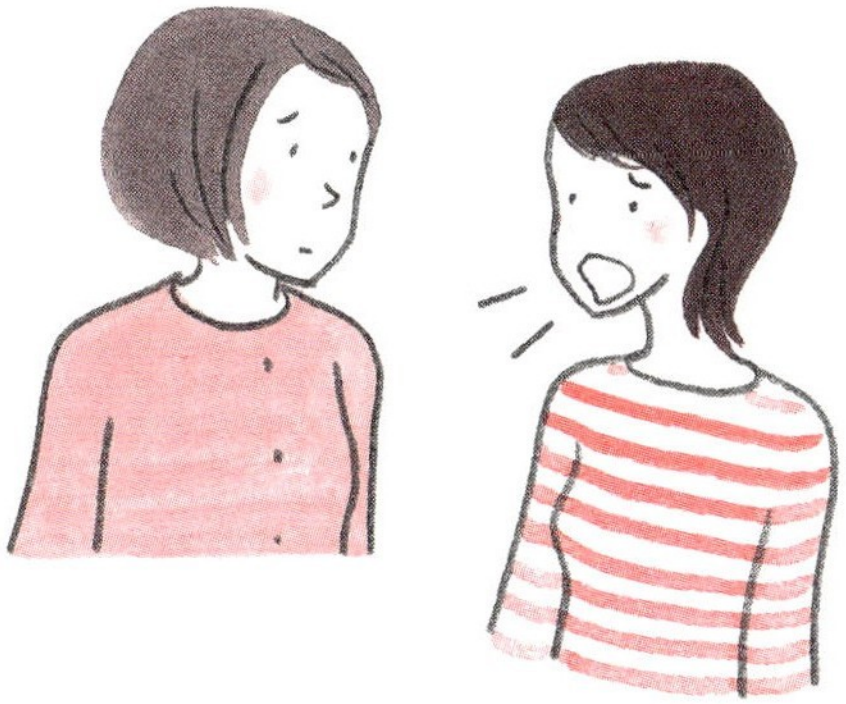

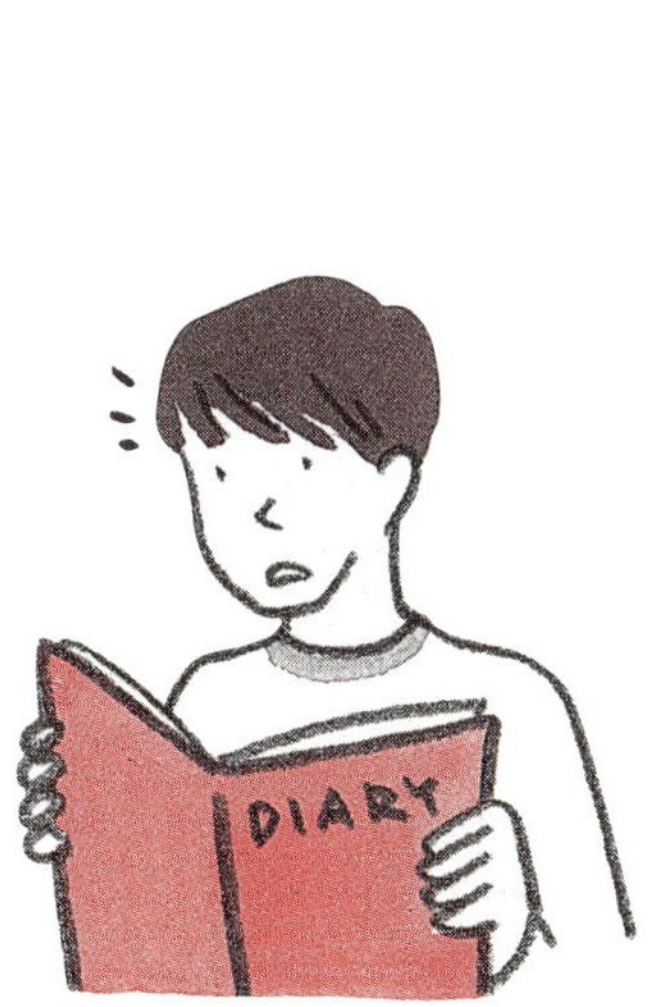

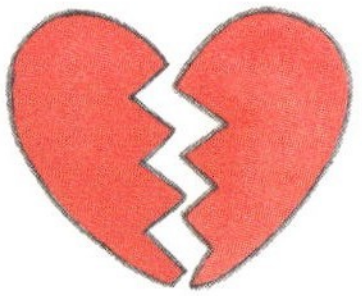

リストカットなどの「自傷行為」を正しく理解していますか?

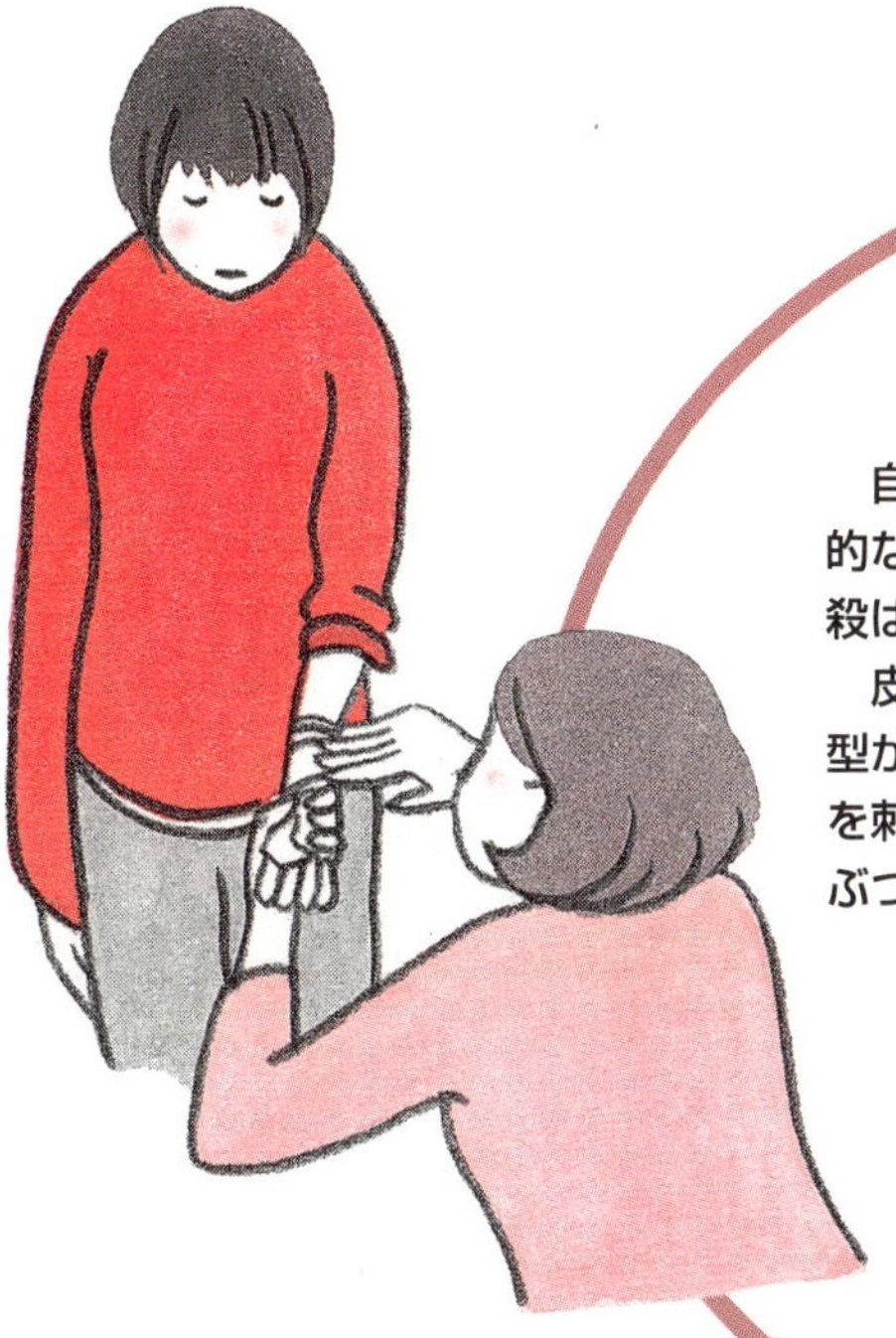

自殺未遂

自殺の意図があり、死ぬために自分を傷つける行為を指します。

高い

自傷行為

自分で自分の体を傷つける行為を指します。医学的な定義としては、「意図的に自分を害するが、自殺は意図していないもの」とされています。

皮膚を切る行為が最もよく知られていて、その典型が手首を切るリストカットです。そのほか、皮膚を刺す、やけどを負わせる、自分を殴る、壁に頭をぶつけるなど、さまざまな自傷行為があります。

自傷行為と自殺未遂の境界はあいまいで、判断がむずかしいものです。しかも、自殺未遂と自傷行為とでは、必要な対応が異なる点もあります。対応に苦慮するときには、早めに医師やカウンセラーなどに相談してください。

命にかかわる危険度

命にかかわるかどうかだけでは、自傷行為かそうでないかを判断することはできません。しかし、自傷行為は一般に、命にかかわる危険度がそれほど高くありません。

間接的に自分を害する行為

薬物やアルコールを乱用したり、過食や過度の食事制限など、自分を傷つける意図はないが、結果的に自分を害する行為は、「間接的な自傷行為」ともいえます。これらの行為は、しばしば自傷行為に伴いやすいという問題があります。

低い

次の質問に○×で答えて自傷行為の理解度をチェックしましょう。

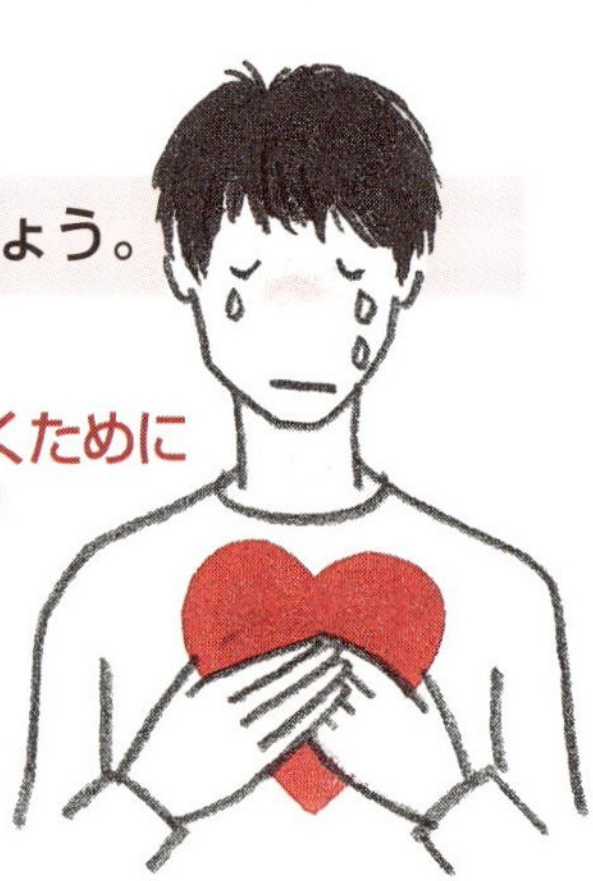

Q1 人の気を引くために するのでは？

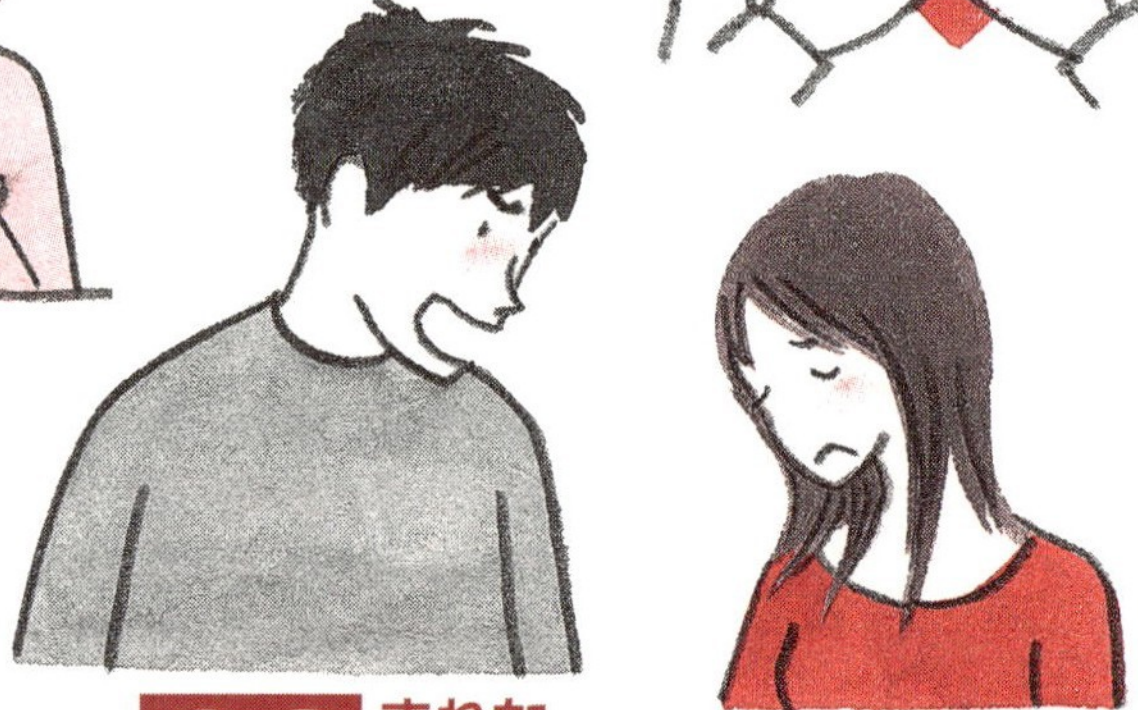

Q2 まれな、特殊な問題なのでは？

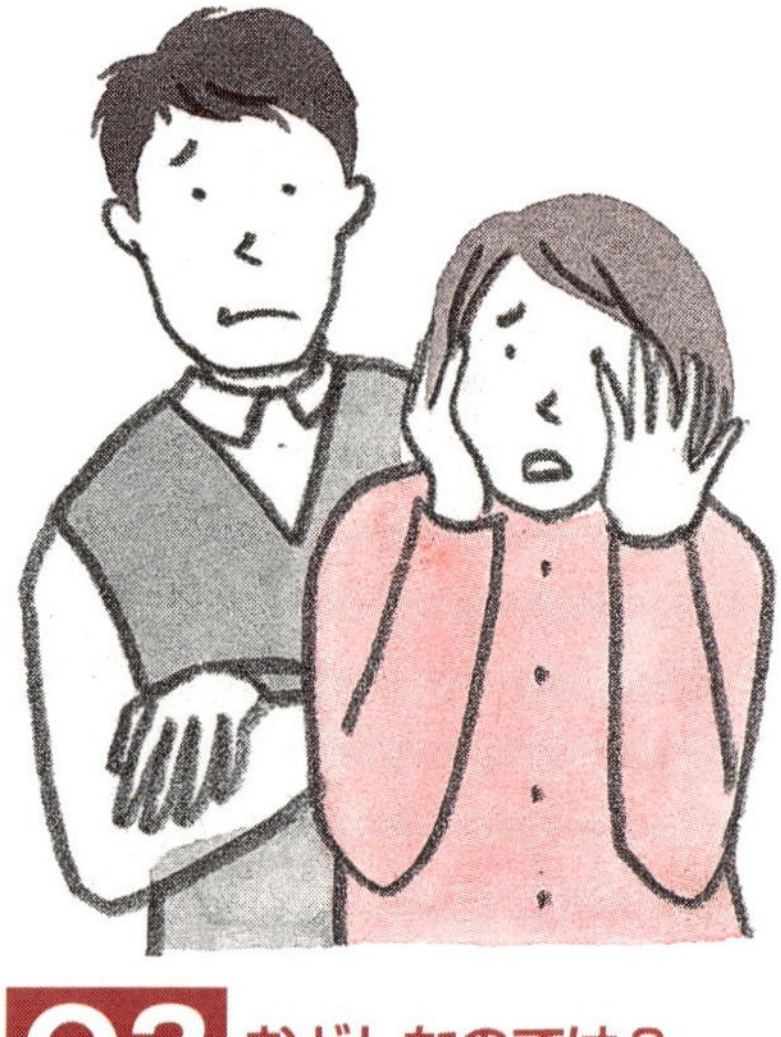

Q3 おどしなのでは？

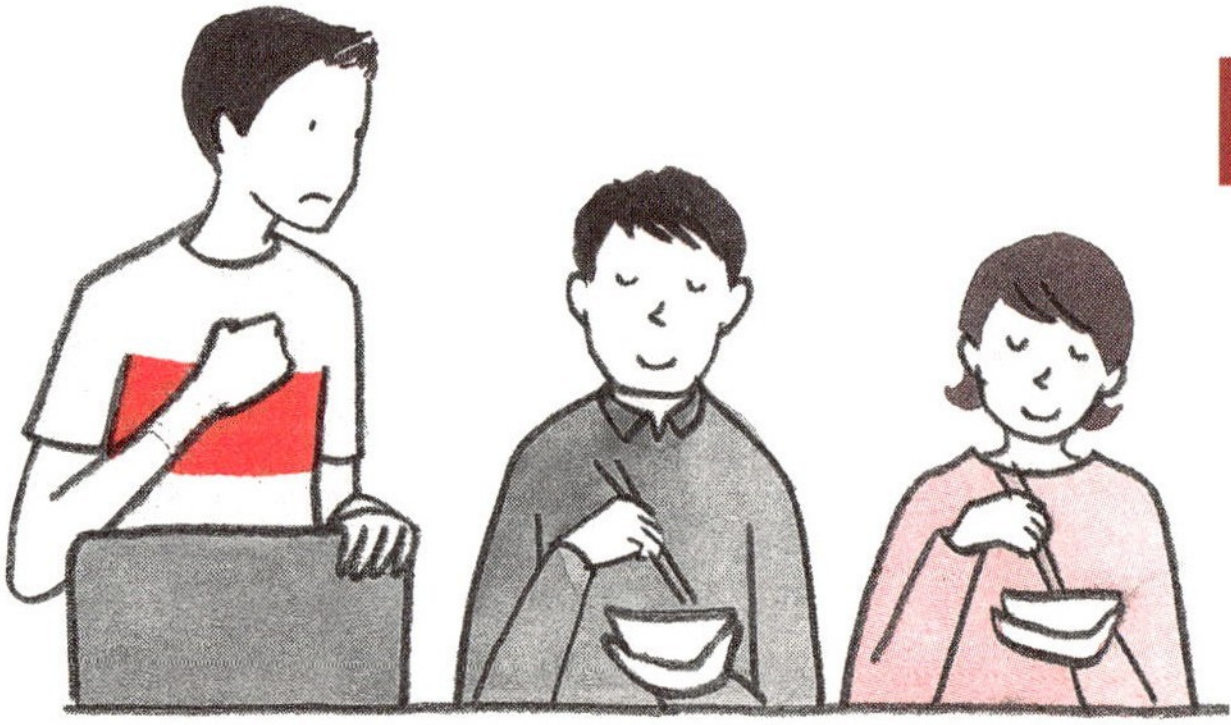

Q4 ほうっておいても そのうち収まるのでは？

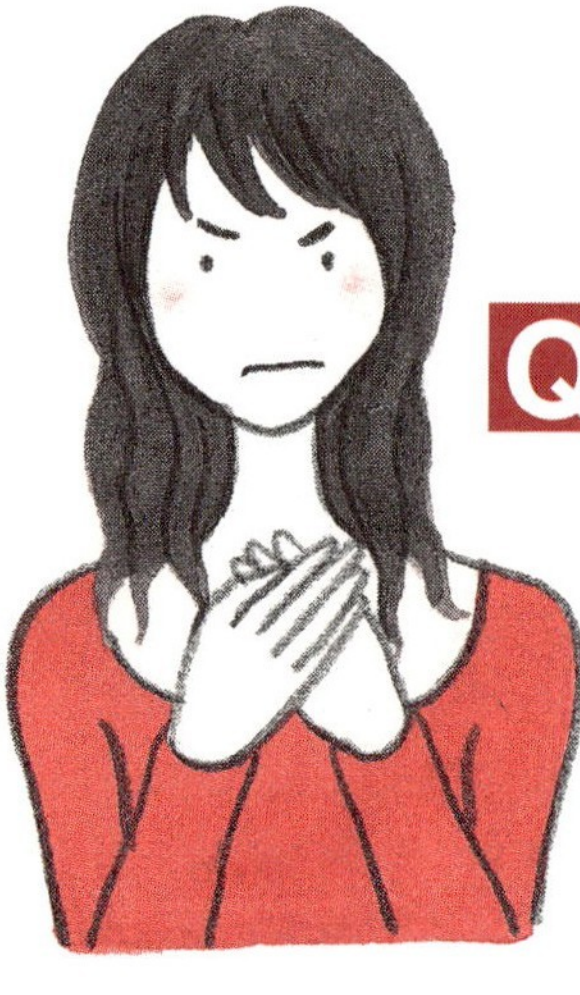

Q5 医師にしか 治せないのでしょう？

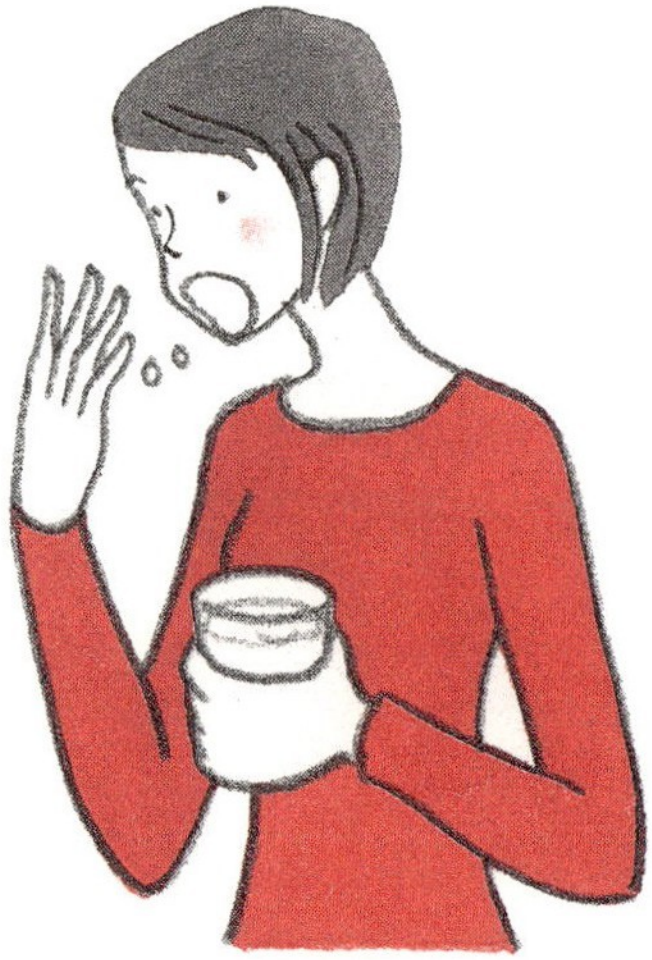

Q6 薬は効かない？

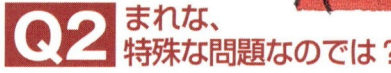

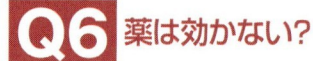

答えと解説

A1 ×　人の気を引くために、リストカットなどの自傷行為をすることは多くありません。結果的に周囲を巻き込みますが、本人が「そうしよう」と思っているわけではないのです。

A2 ×　アメリカやイギリスの調査では、一般人口の4～5%が、一生のうちにリストカットなどの自傷行為を経験しているという結果が出ています。決して特殊な、少数の人の問題ではありません。

A3 ×　自傷行為をタテに、他人に何かを要求する行動は「脅《おびや》かし」と見ることができます（→P44）。脅かしは、周囲が根気よく対応し、関係が改善すれば起こらなくなります。

A4 ×　リストカットなどの自傷行為を黙殺したり、見て見ぬふりを続けることは、根本的な解決につながりません。

A5 ×　リストカットなどの自傷行為の治療は、本人のよくなろうという気持ちと、本人と誠実に向き合おうとする周囲の姿勢がないとなかなか進みません。

A6 ×　治療では、抗うつ薬の一種であるSSRIをはじめ、何種類かの薬が使われることがあります（→P84）。SSRIは衝動性を抑えたり、うつ状態を改善する効果があります。

1

リストカットへの誤解を解く

リストカットなどの自傷行為に適切に対応し、解決するためには、
周囲の人も、本人もその行為について正しく理解することが欠かせません。
ここでは、そのための基礎となる、〝知っておきたいこと〟を紹介します。

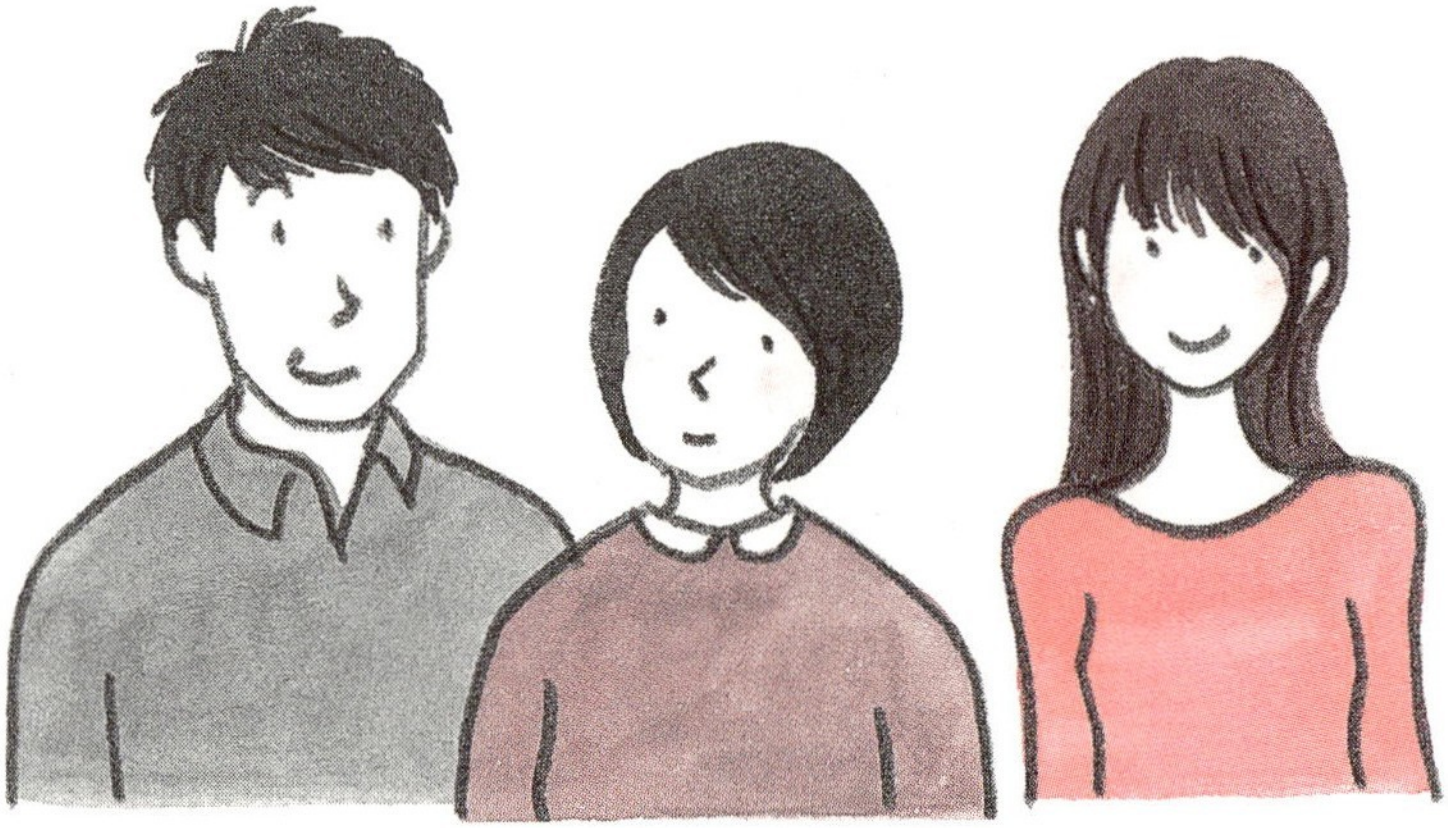

学校になじめず、リストカットを繰り返すようになった Aさん（女性）①

Aさん（18歳）は、高校を中退し、家で引きこもりがちにすごしていました。自分に自信が持てず、リストカットを繰り返すようになりました。

子どものころのAさん

両親の仕事は順調だったため、生活の苦労はありませんでしたが、両親は仕事にかかりきりの状態でした。

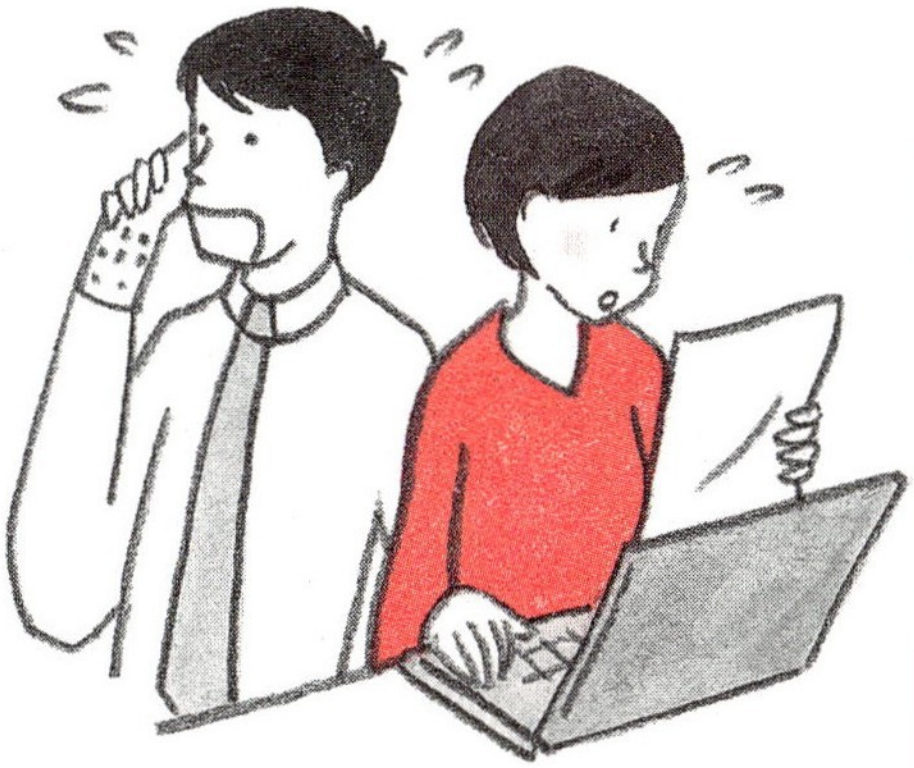

両親に、Aさんをないがしろにする気持ちはありませんでしたが、忙しい両親の目は、つい成績優秀な兄と姉に集まりがちでした。Aさんはおとなしかったこともあって、子どものころは一人ですごす時間が多くなっていました。

小学校時代のいじめや教師の不用意な一言から強い孤独感を抱えるように

Aさんは、三人兄弟の末っ子です。もともとおとなしい性格だったことに加え、成績優秀だった兄と姉のかげに隠れ、目立たない子どもでした。父親はAさんが生まれる二年前から事業を始め、Aさんが生まれたころは両親は仕事に忙殺される日々を送っていたといいます。

Aさんは、小学校一～二年生の時に、同級生からいじめられていました。小学校三年生になって、クラス替えがありいじめはなくなりましたが、担任の教師から「Aさんはときどきウソをつくから」と言われたことに傷ついたことがありました。

しかし、そのつらい気持ちをだれにも話すことができずに、今でもその時のことを思い出すだけで、孤独感や恐怖感がわいてくるのだといいます。

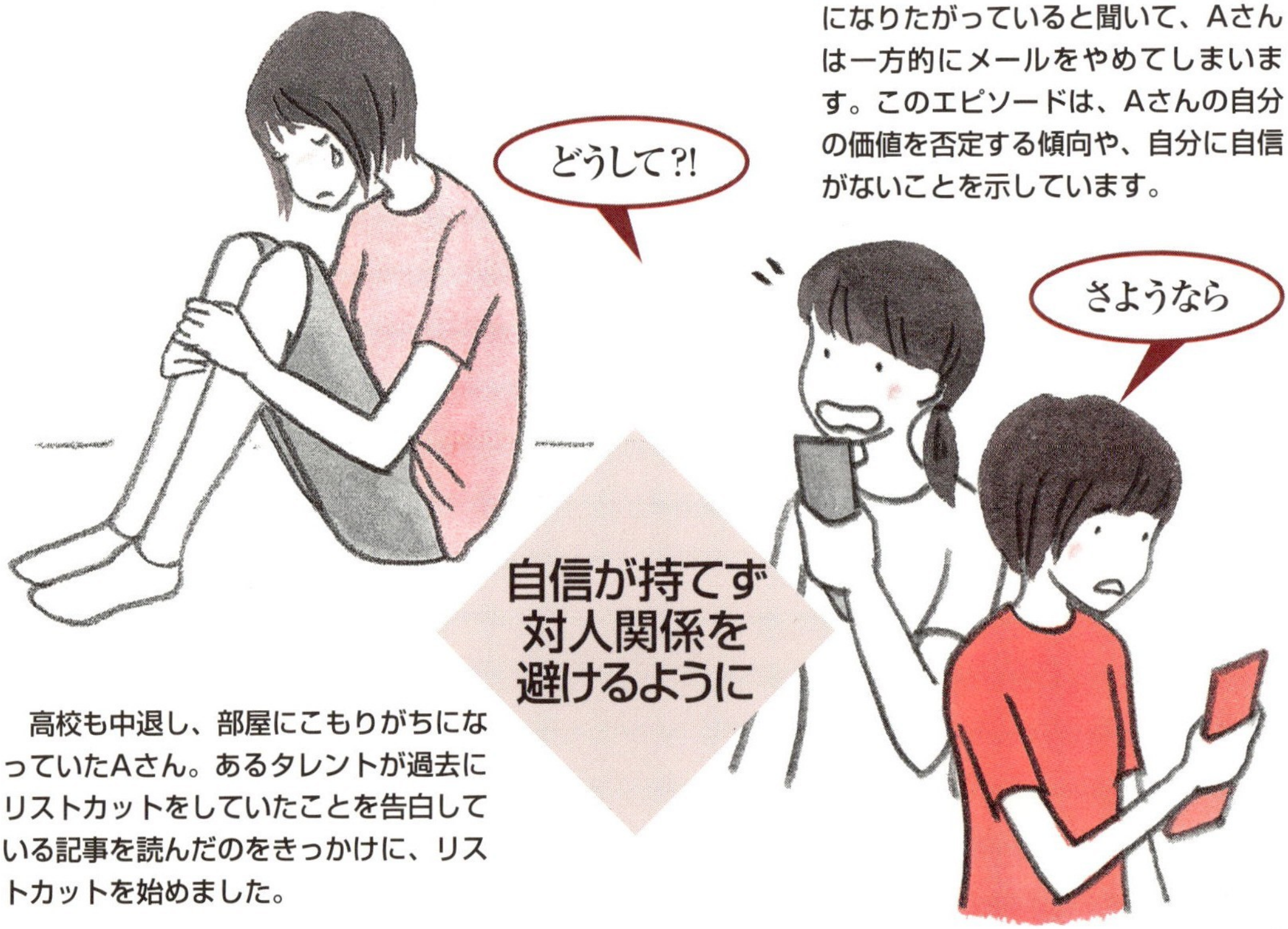

ほかの同級生が自分の友達のメル友になりたがっていると聞いて、Aさんは一方的にメールをやめてしまいます。このエピソードは、Aさんの自分の価値を否定する傾向や、自分に自信がないことを示しています。

自信が持てず対人関係を避けるように

高校も中退し、部屋にこもりがちになっていたAさん。あるタレントが過去にリストカットをしていたことを告白している記事を読んだのをきっかけに、リストカットを始めました。

自分に自信が持てず、クラスになじめないために引きこもりがちになる

中学生になっても学校になじめず、いつ拒絶されるかという不安につきまとわれていました。

一四歳のとき、同級生とメールの交換を始めました。しかし、いつも「いつ見捨てられるだろう」という不安をぬぐい去ることができません。

別の生徒がその友達にメル友になってほしいと言っていることを聞いて、友達に「もうメールはしません」と送ってしまいます。

友達は驚いて「どうしてなの？」と聞いてきましたが、本当の理由は説明できないままに仲違いしてしまいました。

中学三年の時には、どうしてもクラスになじめず、不登校になります。高校には進学しましたが、すぐに中退してしまいました。

このころから、Aさんのリストカットが始まります。

←P70へ続く

なぜ傷つけるの？①

強い怒りや不安を自分に向けてしまう

「なぜ自分を傷つけるのか」を考えることは、本人の気持ちを理解し、適切に対応するためには欠かせません。

理由1

急激にわき起こる気持ちに動かされて傷つけてしまう

激しい感情をコントロールしたり、自分の感覚を取り戻すためにリストカットをします。しかし、リストカットは一時的な解決にしかなりません。もともとの問題が解決されないため、リストカットを繰り返します。

その時その時で、さまざまな気持ちが生まれる

リストカットなどの自傷行為の理由として、絶望感や強い不安感が思い浮かぶという人が多いかもしれません。

しかし、実際には状況によって自傷行為に至る理由はさまざまです。「ゆううつ感」や「空虚感」から逃れるためなど、周囲からはわかりにくい理由もあります。

●不安や絶望、怒りをコントロールしたい

つらい感情を、痛みによって断ち切るために、リストカットをします。

●ゆううつ感、無気力感、空虚感から逃れたい

●生きている実感、身体の感覚を取り戻したい

日常生活で、生きている手ごたえや意味が感じられなくなると、「自分の感覚を取り戻す」ためにリストカットをする人がいます。

自傷行為に至る気持ちはさまざま

不安や絶望、怒りなどの強い感情のうねりだけではなく、虚しさや、生きている感覚を持てないなどの「空っぽな気持ち（空虚感）」から逃れるために、自傷行為をする場合があります。

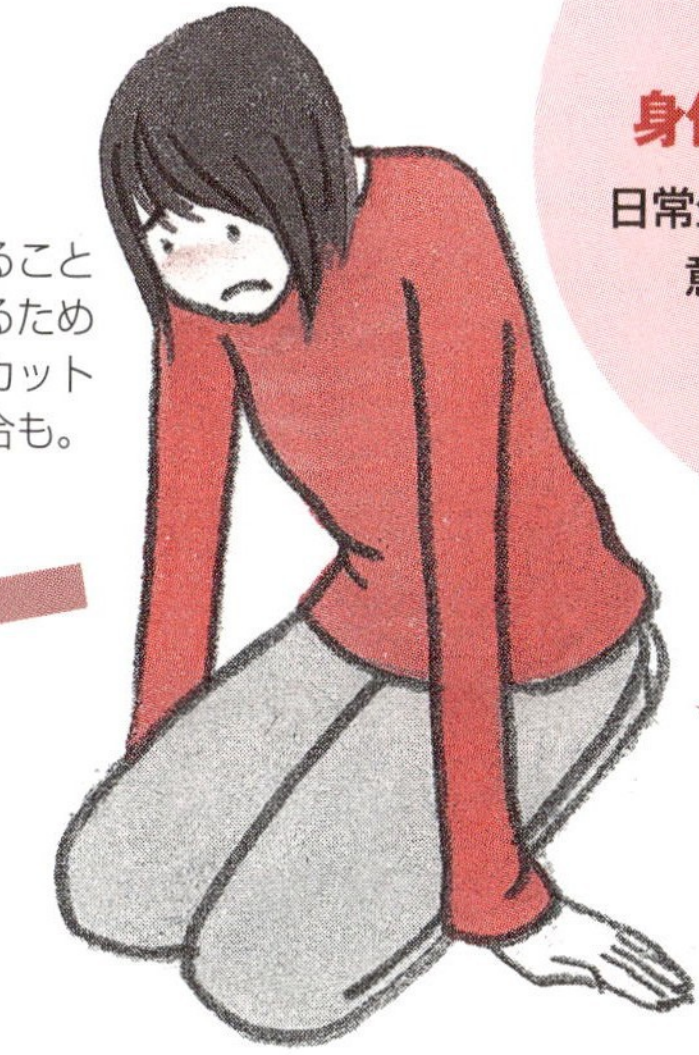

生きていることを確かめるためにリストカットをする場合も。

体の痛みが救いになることもある

強いストレスや精神的苦痛をこうむった時に、それを紛らわせるために自傷行為をする場合もあります。

心の痛みを、ほかの痛みに替えることしかできません。

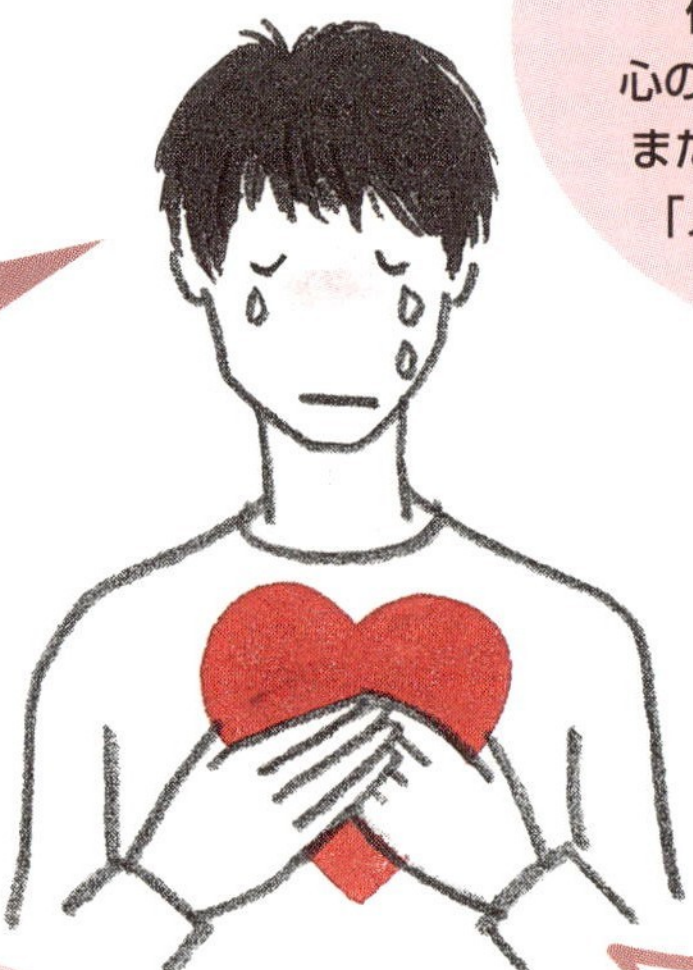

●心の痛みを体の痛みで紛らわせたい

強い精神的苦痛をこうむった時に、体に痛みを生じさせることで、心の痛みを意識しないようにします。また、つらい気持ちを周囲に訴える「メッセージ」として、体に傷をつける場合もあります。

理由 2

心の痛みを和らげるほかの方法を持ち合わせていない

本来、精神的な苦痛を和らげる方法は、たくさんあります。ところが、何らかの要因で、自分の体を痛めつけるよりほかに、精神的苦痛を和らげる方法を思いつかなくなってしまうのです。

リストカット

自分の手首を刃物で切ったり、突いたりしてしまいます。

●緊張が途切れ、生きていることが実感できる

痛みを感じたり、流れる血を見ると、不快な感情が断たれ、「自分が生きている」という手ごたえを実感できるという場合が少なくありません。また、自分の中にたまった感情から解放される、一瞬の快感を得るために、リストカットをする場合もあります。

理由 3

自分を傷つけることが必要な行為と感じている

頭ではリストカットをすることは「よくない」とわかっていても、感情をコントロールする手段としての自傷行為をやめることがなかなかできません。

傷つける意味を知ることが本人にも周囲の人にも必要

リストカットは、周囲の人には不可解な行動ですが、本人なりの理由があります。多くの場合、リストカットによって、一時的にせよ問題が解決されたと感じることができます。

本人にとってどのような意味があるのかに目を向けず、ただ自傷行為を「やめる」「やめさせる」ことだけを目標としても、なかなか解決には至りません。

なぜ傷つけるの？②

本人と環境が複雑に関係している

自傷行為の原因を、本人か環境かどちらかだけに求めることはできません。しかし、本人の考え方や性格、周囲のかかわり方は、本人の気持ちを理解するヒントになります。

本人のものの考え方、行動パターン

性格やものの考え方は、本人の生まれもった傾向と、育った環境、経験などが複雑に影響しあって形成されていきます。ここでは、ごく簡単に、自傷行為をしている時期によく見られる特性を紹介します。

うつ的な気持ちに陥りやすい

ものごとのよくない面ばかりに注目したり、マイナスの方向に考えたり、ゆううつな気持ちになったりする傾向があります。

自己評価が低い

うつ的な気持ちと関連して、すぐに「もうだめだ」「だから自分には価値がない」など、絶望的・自己否定的な気持ちを抱きます。

衝動的な行動パターンを取りやすい

気分が高ぶった時にとっさに行動を起こしてしまうなど、自傷行為以外にも衝動的な行動に走ることがあります。

こんな行動を伴いやすい

- ◆買い物を繰り返す
- ◆薬物の使用
- ◆奔放な異性関係

無計画・無節操な行動パターンが見られることも

応えようとすることがプレッシャーになる

勉強の成績やスポーツでの活躍など、周囲が過剰な期待を寄せると、本人にはそれが強いプレッシャーとなってのしかかります。

環境の要因

周囲の人と本人のかかわりが薄くても、逆に過剰でも、さまざまな問題が生じます。リストカットなどの自傷行為の背景には、周囲の人々とのかかわりの問題が認められる場合が少なくありません。

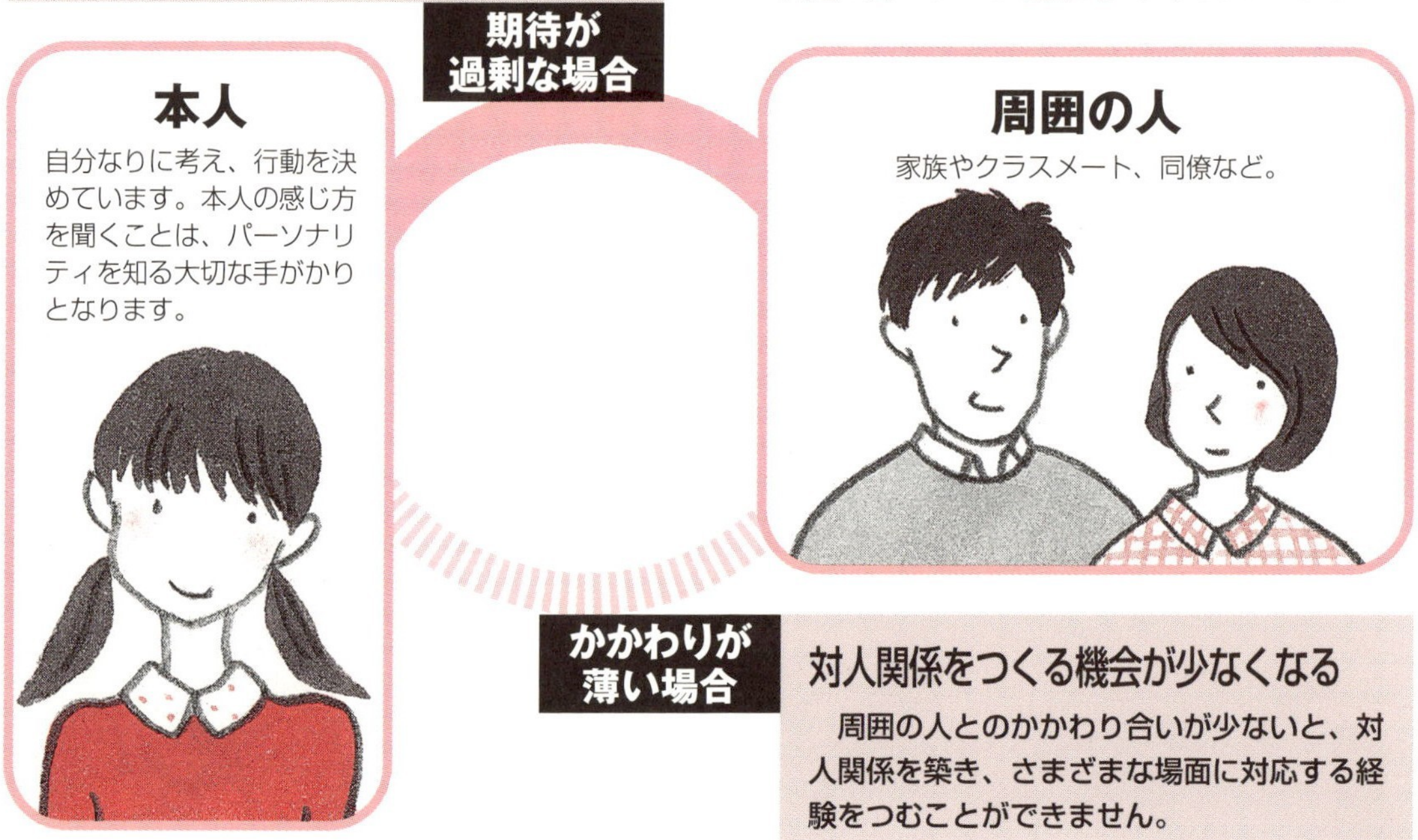
期待が
過剰な場合
本人
自分なりに考え、行動を決めています。本人の感じ方を聞くことは、パーソナリティを知る大切な手がかりとなります。
周囲の人
家族やクラスメート、同僚など。
かかわりが
薄い場合

対人関係をつくる機会が少なくなる

周囲の人とのかかわり合いが少ないと、対人関係を築き、さまざまな場面に対応する経験をつむことができません。

生まれもった性質と、育った環境の両方が関係する

自傷行為をする人には「うつ状態になりやすい」「自己評価が低い」などのいくつかの特性があると指摘されています。

こうした特性は、本人のもともとの性格と、ほかの人とのかかわりではぐくまれた部分の両方があり、はっきり分けることはできません。

責任論より今後に生かす

問題の原因を追及することは、しばしば、どちらか一方に責任を押しつける事態を招きます。しかし、責任を追及しても、改善がもたらされることはまずありません。

たとえば、幼いころの環境になんらかの原因があったとしても、それを指摘するだけでは解決に結びつきませんし、養育のやり直しをするなど不可能です。

原因を検討して、「それならば今後どうするか」を考えることこそ、意味があるのです。

なぜ傷つけるの？③

「自分らしさ」「適切な行動」を見失ってしまう

リストカットなどの自傷行為は、本人にとって「緊張を和らげるための行為」であるとともに、「解決法としてそれしか思いつかない」ためにやってしまう場合も少なくありません。

柔軟な対応がとれなくなっている

日常生活で私たちは、常に物事を判断し、その場その場で適切と思われる行動をとっています。

どんな場面でどのように判断し、どのような行動を選ぶか、その流れの中に、「その人らしさ」が現れてくるものです。

ところが、自傷行為をする人は、それ以外の行動を考えつきません。自分なりに考えて、それにふさわしいと思える行動がとれないのです。

このように、「自分らしさ」を見失っていることが、適切な行動をとることを妨げ、自己評価を下げてしまう要因になっているといえるでしょう。

どうしてよいかわからない

たとえば、大切な友達とけんかしてしまった場合でも、少し時間をおいて考えると、いろいろな対応策が浮かぶものです。しかし、動揺した気持ちをコントロールできず、対応策を考えることがなかなかできません。

それ以外の方法がとれない

ある場面に際して、いろいろな方法を考え、検討するなどの柔軟な対応がとれません。

例 別の友人に相談してみよう

例 もう一度、話しかけてみよう

例 とりあえず、また明日考えよう

もうだめだ!!

高ぶった気持ちのまま、あるいは絶望感にさいなまれ、とっさにリストカットをしてしまいます。

自分や自分の体のイメージがゆがんでいる

自分自身について、「ダメなところもあるが、まあまあいいところもある」など、適正なイメージを持っていることは、自分らしさの重要な要素です。リストカットなどの自傷行為をする人は、こうしたイメージにゆがみがある場合があります。

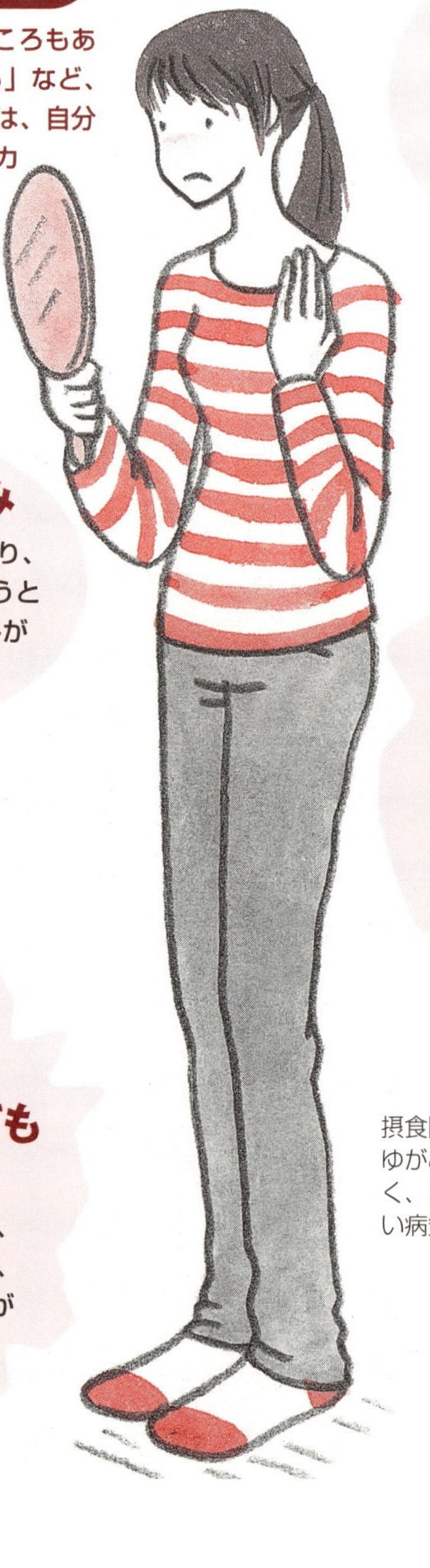

自分を正当に評価しない

自分のいいところ、長所がイメージできず、自分を好きになる感覚がなかなか持てません。

↓

傷つけてもかまわない、罰するべきだ

自分の体を大切にできず、傷つけてもかまわないと考えがちになります。また、「こんな自分は罰を受けるべきだ」と考え、リストカットをすることもあります。

身体感覚のゆがみ

痛みに対する感覚が鈍かったり、感情的な問題を体で解決しようとするなど、身体感覚のゆがみが見られます。

↓

痛みが実感を取り戻させる、痛くないから切ってもかまわない

痛みが感じられなかったり、痛みに意義を感じていると、リストカットを抑制する力が弱くなります。

摂食障害も、身体イメージのゆがみが背景にあることが多く、リストカットを伴いやすい病気です（→P98）。

なぜ傷つけるの？④

強いメッセージが隠されている

リストカットなどの自傷行為には、しばしば助けを求める叫び、メッセージが隠されています。

しかし、その行為が与える衝撃のために、周囲には正しく伝わらないことが多いのです。

抑えられない叫びが多い

自傷行為は、気持ちの爆発であり、助けを求める叫びと見ることができます。

自覚しているとは限らない

本人がこうした気持ちを自覚していないために、言葉で表すことができず、自傷行為として表れると考えられます。

不安や絶望に打ち勝てない

生きている実感がほしい

満たされない

自分を好きになれない

人とうまくかかわれない

助けを求める叫び

自傷行為の原因ともなるこうした気持ちは、同時に、「そこから救ってほしい」という強いメッセージにもつながります。

だれも自分のことをわかってくれない

周囲の否定的な反応や腫《は》れ物にさわるような接し方は、本人の気持ちをさらに傷つけます。
周囲への怒りや失望が深くなり、自分はダメな人間だという気持ちを強めます。

悪循環に陥る

自傷行為によって、かえって周囲の人が遠ざかってしまうこともしばしばで、本人の失望はさらに深くなります。

正しく理解されるとは限らない

自傷行為を見た周囲の人は、強い衝撃を受けます。メッセージを、冷静に、正しく受け止めることがむずかしくなります。

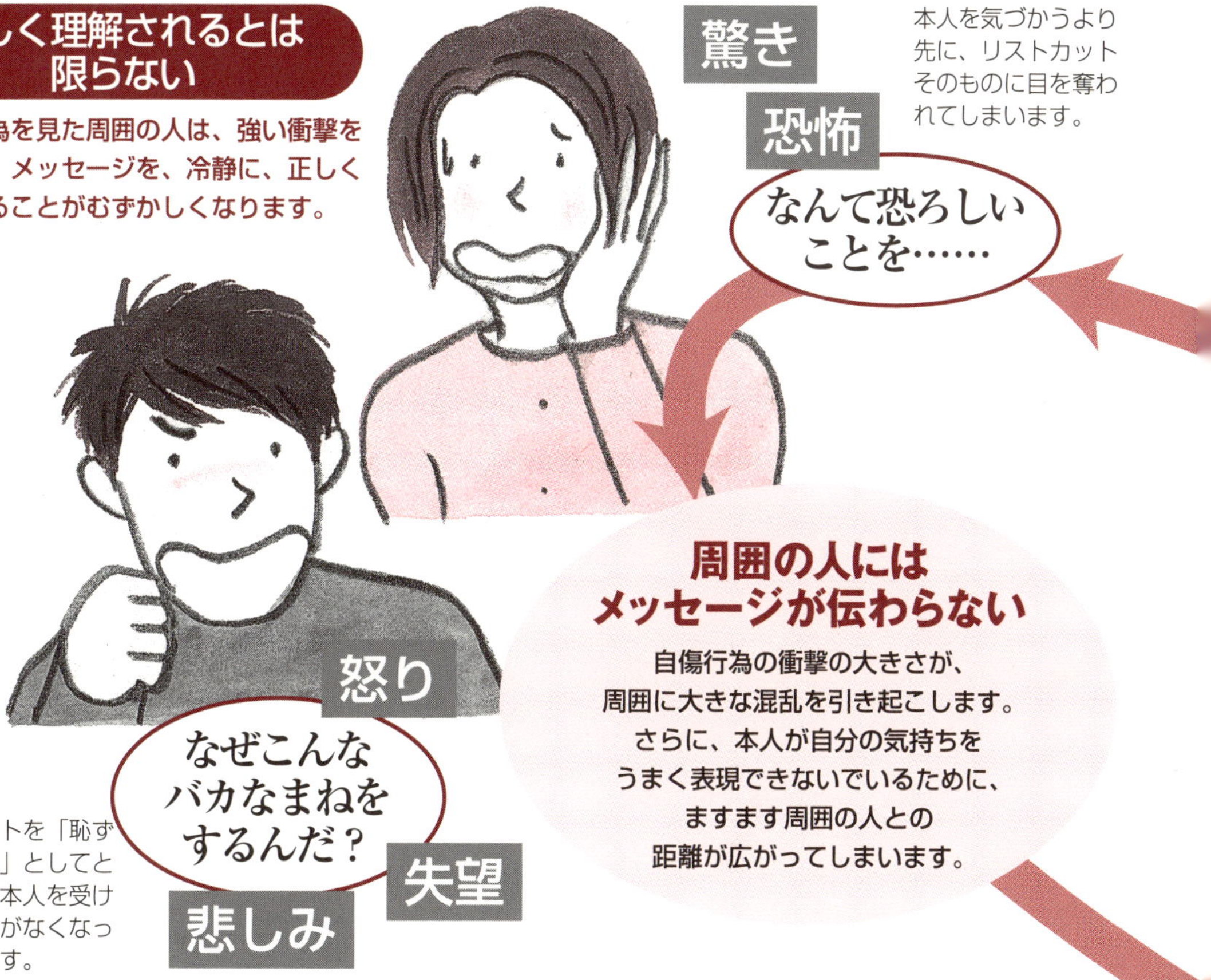

驚き
恐怖
なんて恐ろしいことを……
怒り
なぜこんなバカなまねをするんだ？
失望
悲しみ

本人を気づかうより先に、リストカットそのものに目を奪われてしまいます。

リストカットを「恥ずかしい行為」としてとらえると、本人を受け止める余裕がなくなってしまいます。

周囲の人にはメッセージが伝わらない

自傷行為の衝撃の大きさが、周囲に大きな混乱を引き起こします。さらに、本人が自分の気持ちをうまく表現できないでいるために、ますます周囲の人との距離が広がってしまいます。

他者に向けたメッセージとは限らない

自傷行為には、本人の助けを求める強い気持ちが隠されています。そもそも、強い気持ちがなければ、自傷行為には至らないものです。

しばしば誤解されますが（→P22）、自傷行為に隠されたメッセージは、他者に向けられている場合は多くありません。むしろ、抑えられない強い気持ちが、内面からあふれ出たために自傷行為をすることがほとんどです。

周りの対応が本人の失望を深める

ところが、こうした気持ちを、最初から本人が自覚しているケースはほとんどありません。ただでさえその行為に驚いている周囲の人には、メッセージが正しく伝わることはほとんどなく、そのために適切な対応ができません。

その結果、本人の気持ちはケアされないままとなり、本人の失望が深まってしまうのです。

引き金になること

家族や友人とのトラブルが多い

リストカットなどの自傷行為には、しばしばきっかけとなるできごとがあります。きっかけを知ることも、本人の気持ちを理解するヒントになります。

子どもでは家族の問題、成年では友人や同僚とのトラブルがきっかけとなる場合が多く見られます。

対人関係の悪化や変化がストレスになる

自傷行為の要因として多いのが、身近な人とのトラブルです。けんかなど、明らかなトラブルのほか、緊張状態が長く続くなどのストレスは、「緊張の糸が切れる」きっかけを招きます。

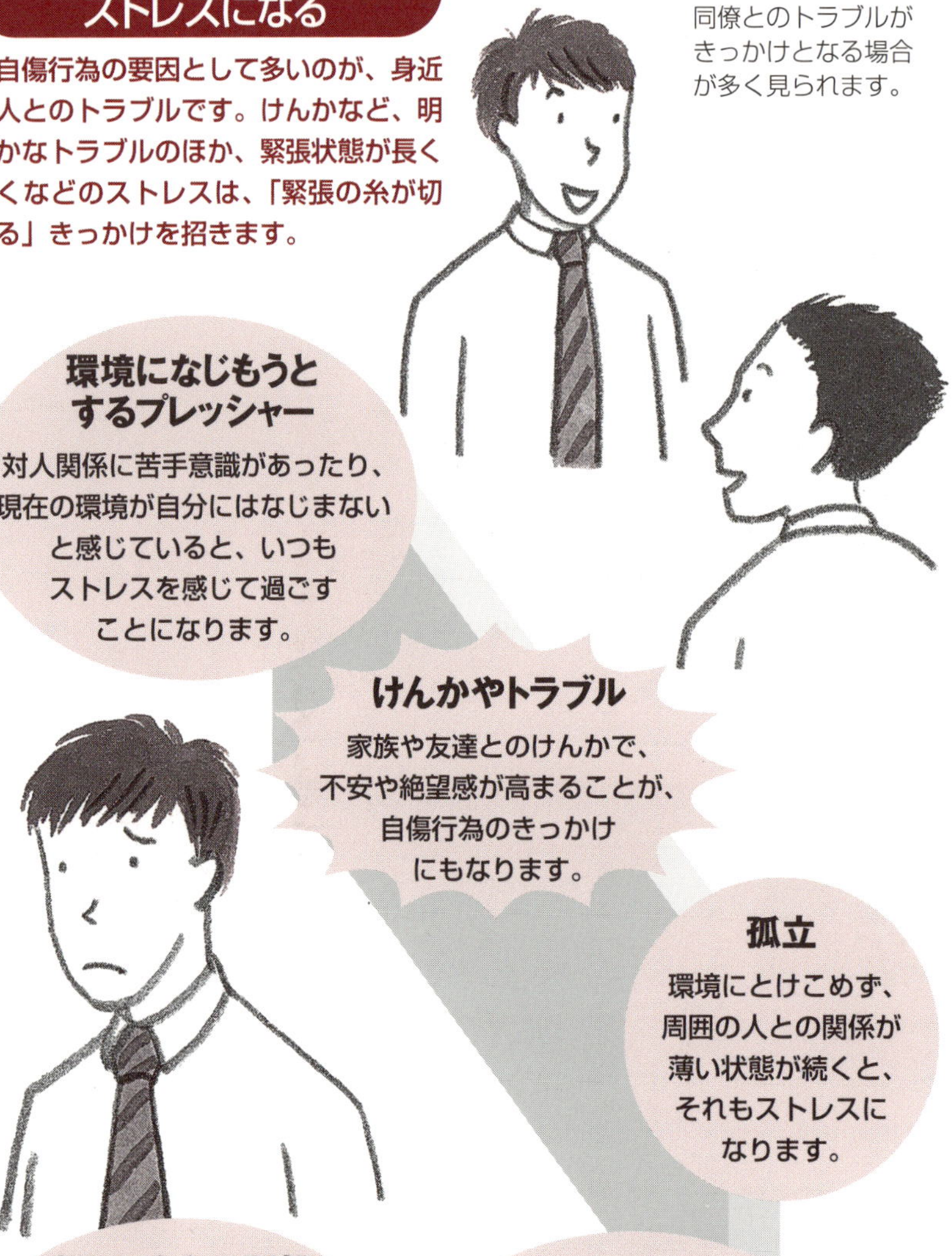

環境になじもうとするプレッシャー

対人関係に苦手意識があったり、現在の環境が自分にはなじまないと感じていると、いつもストレスを感じて過ごすことになります。

けんかやトラブル

家族や友達とのけんかで、不安や絶望感が高まることが、自傷行為のきっかけにもなります。

孤立

環境にとけこめず、周囲の人との関係が薄い状態が続くと、それもストレスになります。

親しい人との別離

失恋、家族や友人の死などの「喪失体験」も、自傷行為の引き金となる場合があります。

身近な人の離婚、別居など

親や家族などが離婚・別居をするなどの大きな変化は、ストレスを強め、自傷行為の危険も高くなります。

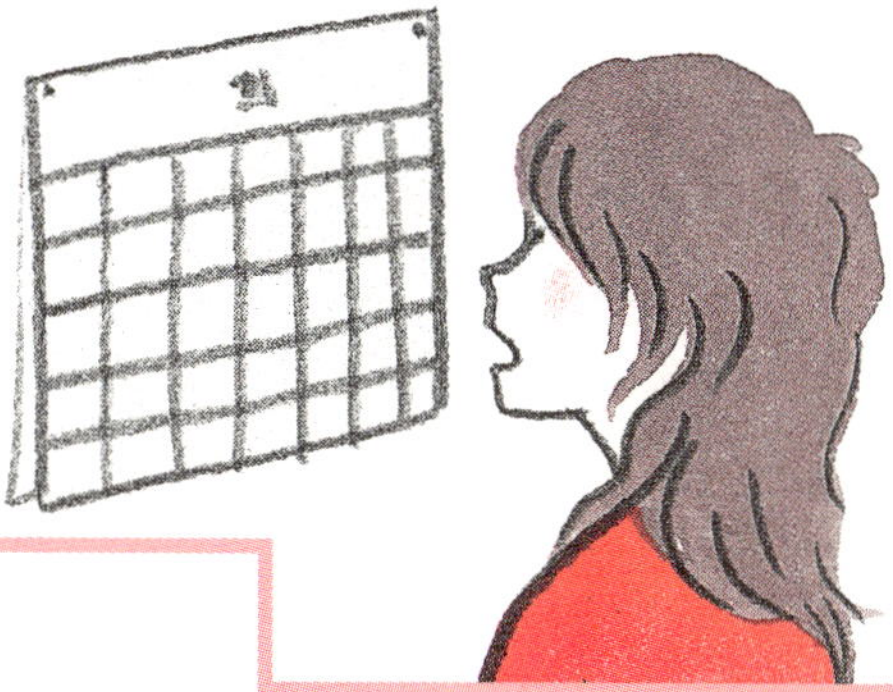

毎年、事故にあった日付が近づくとリストカットをするなど、不快な記憶から逃れようとする人もいます（不安障害→P97）。

周囲のできごとがきっかけになることも

他人との直接のかかわりだけではなく、身の回りのできごとがきっかけになることもあります。

つらい体験を思い出す

事故などのつらい経験があると、それを思い出させるできごとに遭遇したときに、その緊張から逃れるために自傷行為に走ることがあります。

差し迫ったプレッシャーがある

学生なら試験やレポートなど、差し迫ったプレッシャーに耐えきれなくなって、リストカットをする人がいます。周囲の過剰な期待に応えようとして追いつめられ、自傷行為をすることも少なくありません。

社会的なトラブルを起こす

自傷行為の背景ともなる強い怒りは、しばしば暴力などのトラブルになることがあります。こうしたトラブルをきっかけに、突発的に自傷行為に走る場合があります。

ほかの人がリストカットをしていることを知る

友人がリストカットをしていることを知らされるなど、身近な人の影響を受けて、自傷行為を始めることがあります（→P28）。

身近な人とのトラブルがきっかけになることが多い

自傷行為は、しばしばあるできごとをきっかけに起こります。

きっかけとなるできごとには、人間関係の悪化や、ストレスを感じさせる変化などがありますが、最も多いのが、身近な人とのトラブルです。

このような場合、トラブルの相手となった人が、自傷行為の引き金になったと自分を責めたり、その後、きっかけとなるできごとを起こさないようにすることがあります。しかし、その結果、ギクシャクした関係が持続し、双方が苦しみ続けることがあります。

きっかけだけを取り除いても意味がない

自傷行為の背景には、さまざまな要因、問題があります。きっかけとなるできごとだけを取り除いても、根本にある問題を解決しない限り、自傷行為はなかなか収まりません。

誤解を解消①

「周囲の気を引くため」の行動ではない

リストカットなどの自傷行為は繰り返しやすく、周囲は「狂言自殺」「あてつけ」「他人をふり回すためにしている」などと感じてしまいますが、決してそのようなことはありません。

行為自体の衝撃が大きすぎる

自傷行為は周囲の人に与える衝撃が大きく、冷静な判断をできなくしたり、その後の人間関係に強い影響を及ぼします。

行為の激しさが、気持ちの強さを見えにくくする

「周囲の人を巻き込むため」、「周囲の注目を集めるため」と思われると、本人の本当の気持ちに目が向きにくくなります。

自分で自分の体を傷つけるなんて!!

なんでそんな……

何か理由があるにちがいない

ショックな気持ちのままに対応しても、うまくいきません。

あてつけ……？

自傷行為が繰り返される

もともとの問題が解決されないうえに、周囲に理解されないという絶望感も加わり、自傷行為が繰り返されます。

自傷行為のたびに巻き込まれたり、対応がうまくいかなかったりすることから、周囲の人が次第に本人への不信感を強める場合があります。

なぜそんなことを？

自分の手で自分を傷つける以上、理由があるはずと思い、問い詰めてしまいます。しかし、周囲の人にとって納得のいく答えはなかなか得られません。

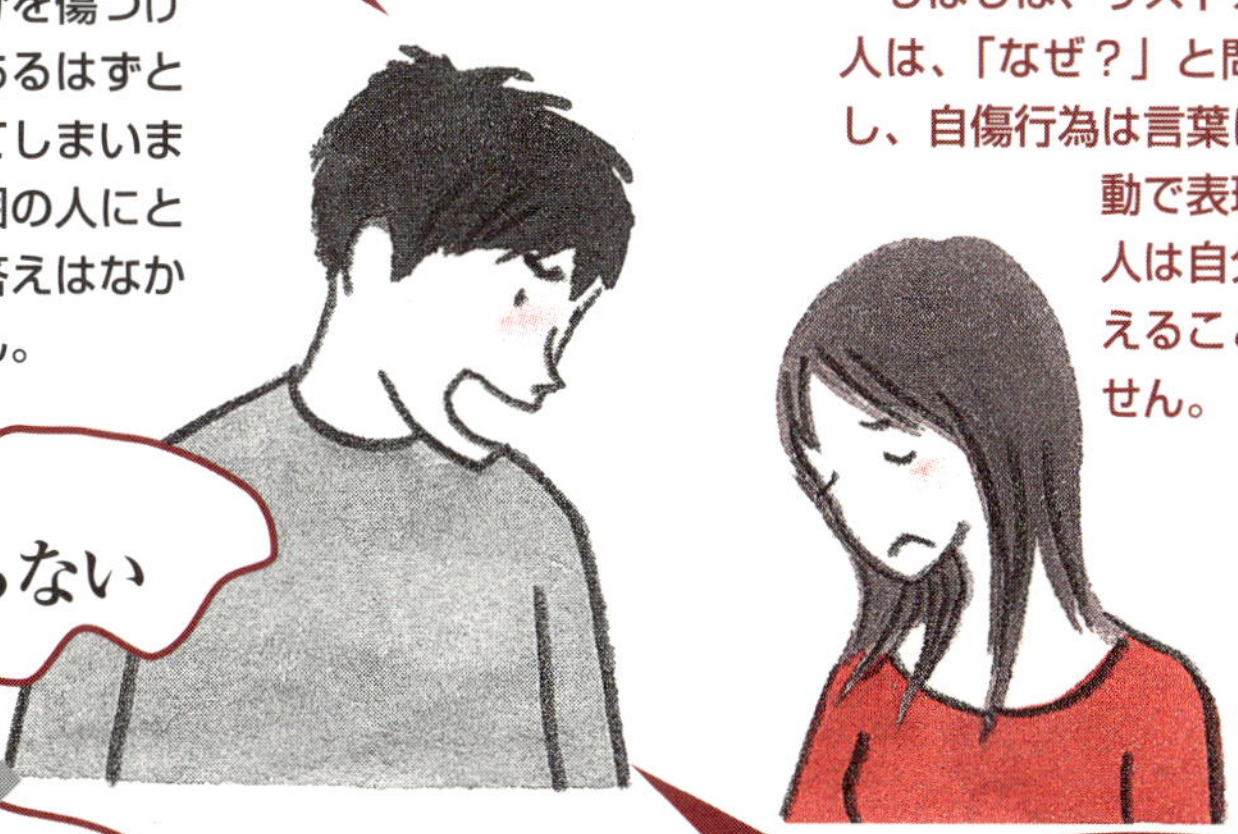

理由がわからない

気を引きたい……？

周囲をふり回すことだけが目的ではないか、ととらえてしまいます。

またか……

何度も対応に追われるうちに、周囲には徒労感も出てきます。

やめるように言っているのに、なぜわからないんだ？

気持ちの問題が解決されないかぎり、リストカットだけをやめさせようとしても徒労に終わります。

本人も自分の気持ちをつかめていない

しばしば、リストカットの後に周囲の人は、「なぜ？」と問いかけます。しかし、自傷行為は言葉にならない思いを行動で表現するものです。本人は自分の思いを言葉で伝えることがなかなかできません。

周囲をふり回すためにやっていると決めつけると、本人の反発を招き、気持ちをかたくなにさせます。

繰り返すため誤解が生じやすい

自傷行為は繰り返すことが多いため、周囲は「またか」と不快に感じたり、「一生懸命対応しているのに……」と落胆したりします。

次第に、「あてつけではないか」「気を引くための狂言ではないか」などと思い始める人もいますが、自傷行為をしている本人には、そのような意図はまずありません。

「脅《おびや》かし」は実際には多くない

自傷行為を、本人が自分の要求を通すためにする「脅かし」としてとらえている人もいます。実際に、人をそばにつなぎとめておくために自傷行為を繰り返す場合もありますが、むしろこうしたケースは例外的です。

自傷行為のケースの中で、脅かしが占める割合は実際には多くありません。適切な対応をすれば脅かしを解消できることも、知っておきましょう。

誤解を解消 ②

一時的な解決を求めて繰り返してしまう

リストカットなどの自傷行為を繰り返すのは、注目を自分に集めたいから……と考える人がいますが、そのようにとらえるのは誤りです。

怒りや悲しみ、絶望の気持ちが強くなる

ある程度まではがまんしたり、持ちこたえることができます。しかし、それ以上気持ちが強くなってくると、何かをしないと感情をコントロールできなくなります。

リストカットにより、結果的に自分の心の負担がさらに重くなります。

リストカット

一時的に緊張がほぐれる

緊張がほぐれたり、怒りやつらさから気持ちをそらすことができるなど、本人に安堵《あんど》感をもたらします。

プラスの効果

リストカットを繰り返す人には、自分の感情を自分から切り離した状態（解離状態）に苦しんでいるケースもあります。この場合、リストカットには、それをきっかけに自分の感覚を取り戻すというプラスの効果もあります。

つらさが和らげられる

体を傷つけると、痛みを緩和する物質（エンドルフィンなど）が分泌されます。それによって生じる感覚を求めて、自傷行為を繰り返すようになるという仮説があります。

プラスの効果

プラスとマイナスの両方の要素が悪循環をつくる

自分を傷つけることによって、負の連鎖が生まれるだけではなく、一時的に生じるプラスの効果が、さらに自傷行為をやめにくくしているのです。

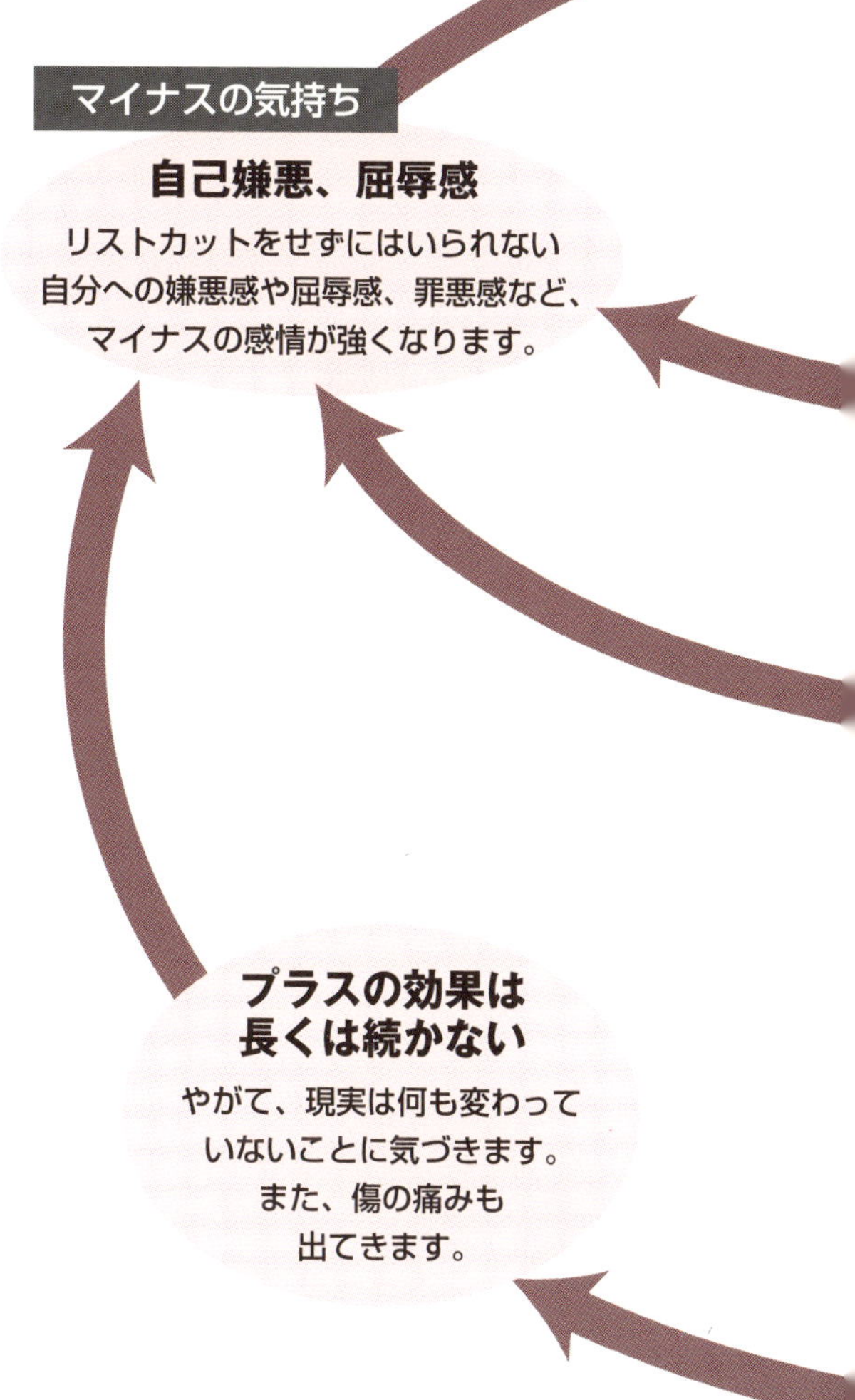
マイナスの気持ち
自己嫌悪、屈辱感
リストカットをせずにはいられない
自分への嫌悪感や屈辱感、罪悪感など、
マイナスの感情が強くなります。
プラスの効果は
長くは続かない
やがて、現実は何も変わって
いないことに気づきます。
また、傷の痛みも
出てきます。

プラスの効果は無視できない

リストカットを繰り返す要因として見逃せないのが、リストカットをすることで、本人の葛藤がより深くなり、それが次のリストカットにつながる……という悪循環の過程です。

この悪循環を断ち切ることをむずかしくするのが、リストカットが一時的に本人にプラスの効果をもたらす点です。

リストカットを繰り返すのは、周囲の注目を自分に集めたいから、と考える人がいますが、それはあくまでも結果です。

問題はリストカットをすることではなく、リストカット以外でプラスの効果を得られないことなのです。

生物学的な理由もある

リストカットを繰り返す要因として指摘されているのが、エンドルフィンという体内物質です。

エンドルフィンは体内にもともとある物質で、大きなケガや炎症がおこった時に分泌され、痛みを和らげる作用があります。

リストカットの直後には、このエンドルフィンが分泌されて、痛みや苦痛を和らげると考えられます。その緩和効果が、リストカットを繰り返させる要因の一つと考えられています。

誤解を解消 ③

自殺未遂との区別がむずかしい場合も多い

リストカットなどの自傷行為は自殺とは違う、死ぬ心配はないはずだ、というのも注意したい誤解です。自殺未遂との区別がむずかしいケースや、自殺に発展するケースも少なくありません。

自傷と自殺の境界線は引けない

自傷と自殺の違いは、専門家でも意見が分かれるところです。リストカットだから死にはしない、という思い込みは危険です。

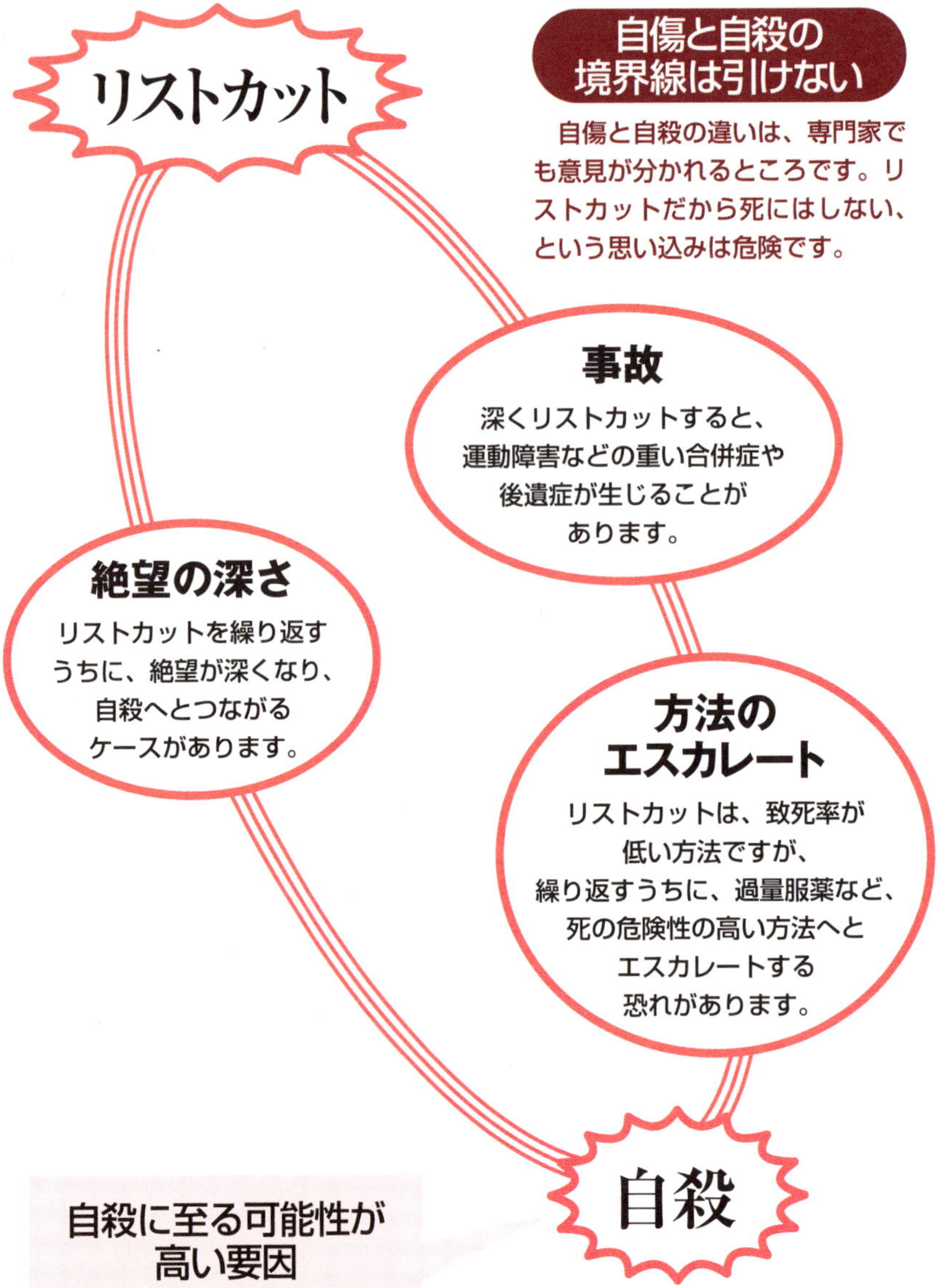

リストカット
事故
深くリストカットすると、運動障害などの重い合併症や後遺症が生じることがあります。
絶望の深さ
リストカットを繰り返すうちに、絶望が深くなり、自殺へとつながるケースがあります。
方法のエスカレート
リストカットは、致死率が低い方法ですが、繰り返すうちに、過量服薬など、死の危険性の高い方法へとエスカレートする恐れがあります。
自殺

自殺に至る可能性が高い要因

- 見つかりにくい、助けられにくい状況を選んで実行する
- 身体的ダメージが大きい
- 前もって準備している

これらの要因がある自傷行為は、自殺に至る危険性が高いと考えられます。

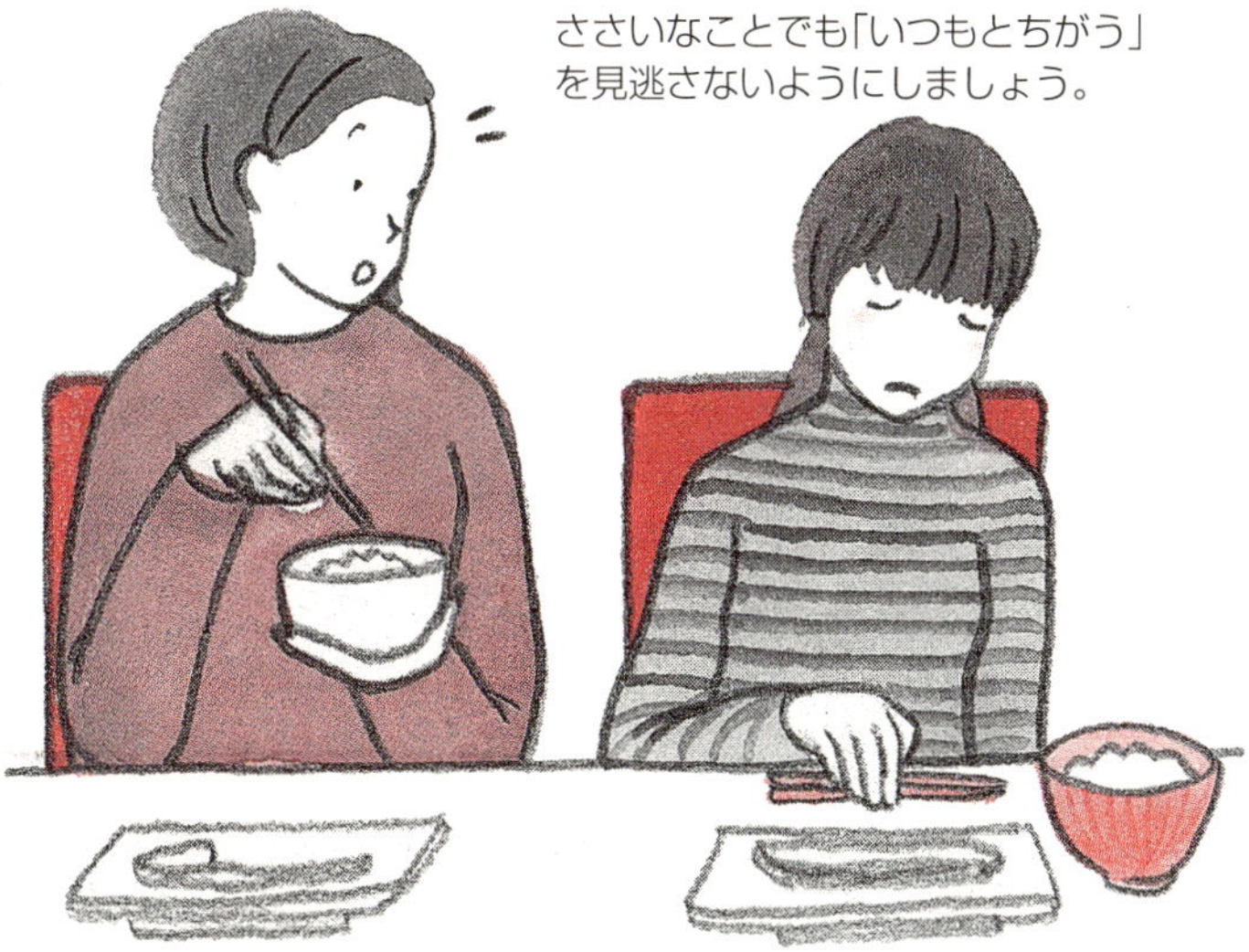

ささいなことでも「いつもとちがう」を見逃さないようにしましょう。

サインを見逃さない

リストカットを繰り返している人が、自殺未遂に至る場合、何らかの変化やサインが現れる場合があります。周囲の人は、こうしたサインを知っておくことも必要です。

うつ状態の悪化

- 睡眠や食事に変化がある
- ふだんに比べ、一人になりたがる、一人でいる時間が増える
- 自分はダメだと言うようになる、言う回数が増える

うつ病のサインと重なるものが多くあります。

行動の変化

- 家族や友人と連絡を取らなくなる
- 物を人に譲ったり、それとなく別れを告げたりする

身辺整理を思わせる行動に注意して。

気持ちの変化

- 積極性が低下する
- 攻撃的になる

もどかしさが高じてイライラし、攻撃的になることもあります。

「死」よりも「生」を実感する手段であることが多い

自傷行為は、「死への思いの強さ」「方法の違い」などから、精神医学上では一応、自殺未遂とは分けて考えられています。

たしかに、自傷行為には「死ぬかどうか」よりも、それによって「生きていることを確認する」面のほうが、本人にとってはより大きな意味があることが少なくありません。

背景にある問題が自殺につながることも

それでも、自傷行為が続く場合は自殺に注意が必要です。長期的に調べてみると、自傷行為の経験のある人が自殺する率は、そうでない人に比べて高いことがわかっているためです。

自傷行為の背景となっている気持ちの問題が、結果的に自殺につながることが考えられます。また、繰り返すうちに、方法がエスカレートするおそれもあります。

C O L U M N

最近増えてきている。けっして特殊なことだと思わないで

日本以外の国でも深刻な問題に

リストカットは、けっしてまれな、特殊なものではありません。

日本より早い時期からリストカットの問題が明らかになっていたイギリスでは、一九八〇年ごろから約二〇年の間に、リストカットを含む自傷行為をおこなった人の割合は、実に一・五倍以上にも増加したという報告があります。

日本では、アメリカやイギリスの後を追うような形で、自傷行為の数が増加しています。

具体的な発生率は、調査によってまちまちですが、このような増加傾向は、世界中で見られると推測されています。

学校での「流行」も少なくない

学校などで、あたかも伝染するようにリストカットが広がることがあります。

多くの場合、いじめなどの問題や、試験、受験などのプレッシャーが背景にあると考えられています。また、同じ行為をすることで、仲間意識を強めるなどの側面もあります。身近な人や有名人が、リストカットを告白したことをきっかけにリストカットを始めることもあります。

何らかの自傷行為を経験した人の数は、一般に考えられているよりもずっと多いものなのです。

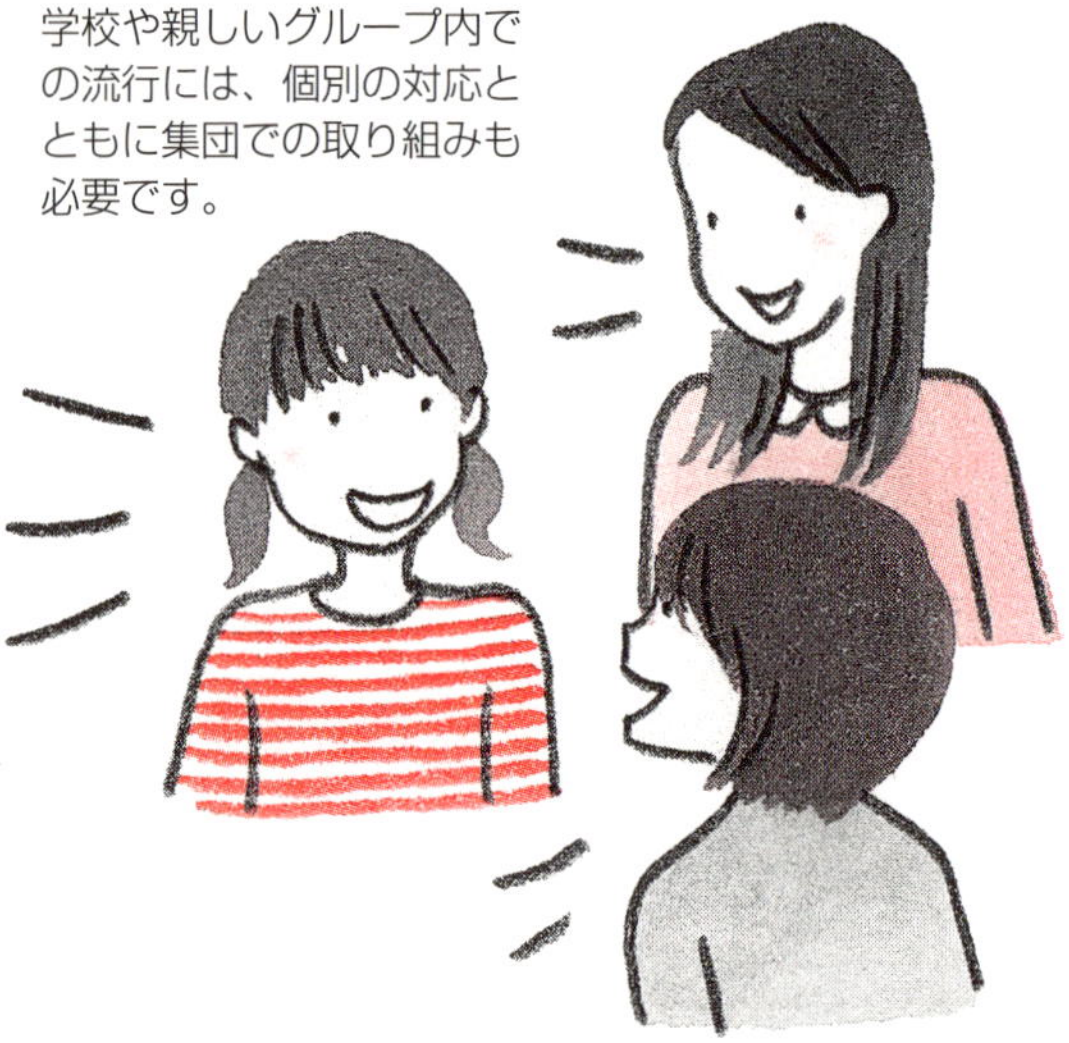

学校や親しいグループ内での流行には、個別の対応とともに集団での取り組みも必要です。

2

周囲の人は どうすべきかを知る

周囲の人が適切に対応することは、リストカットなどの自傷行為を防ぐ基本となります。最初はむずかしいものですが、正しい知識を持って、本人と向き合いましょう。

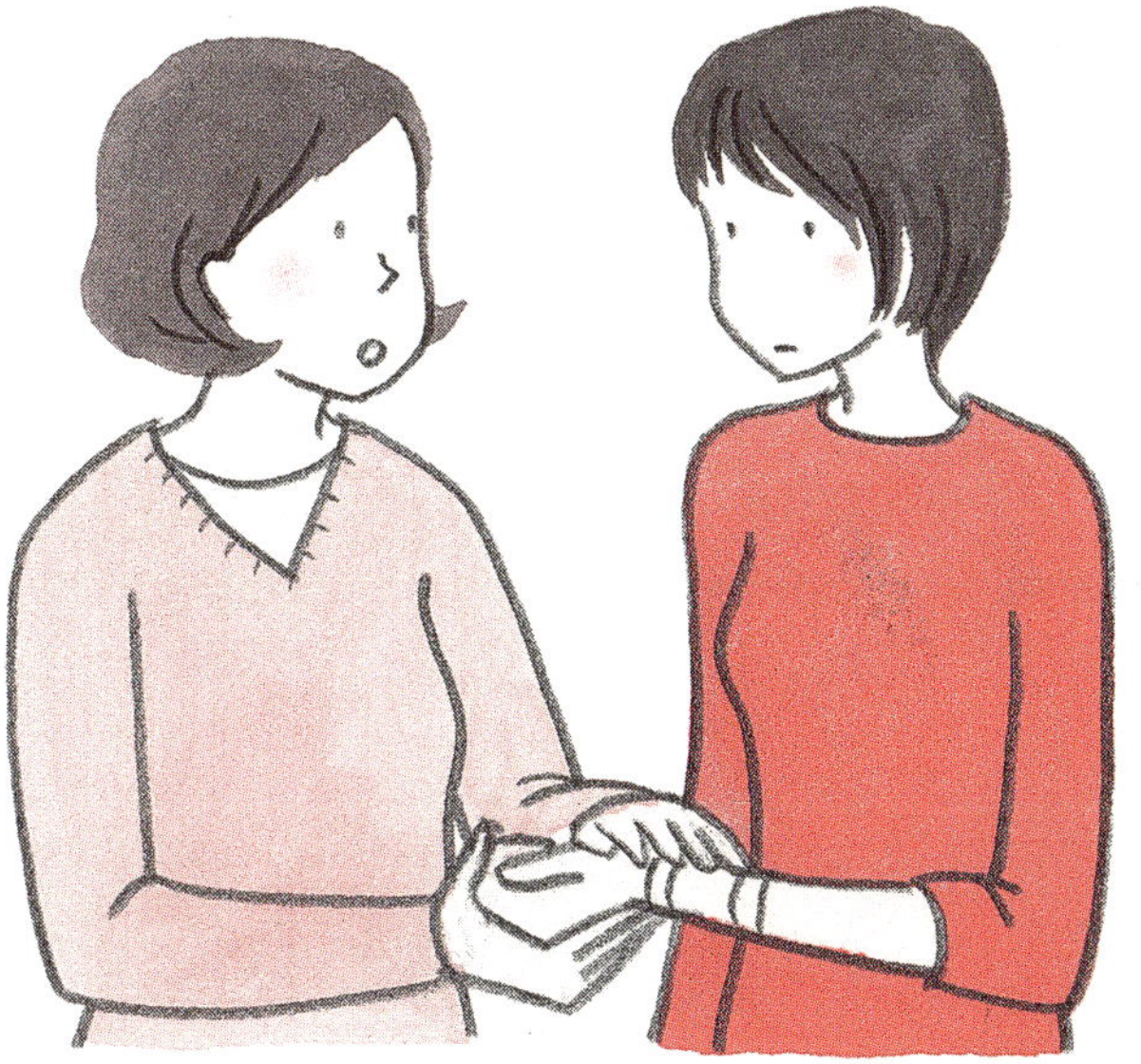

うつ状態から、飲酒、リストカットが始まった Bさん（女性）①

お酒を飲んではリストカットを繰り返していましたが、お酒をやめることはできませんでした。

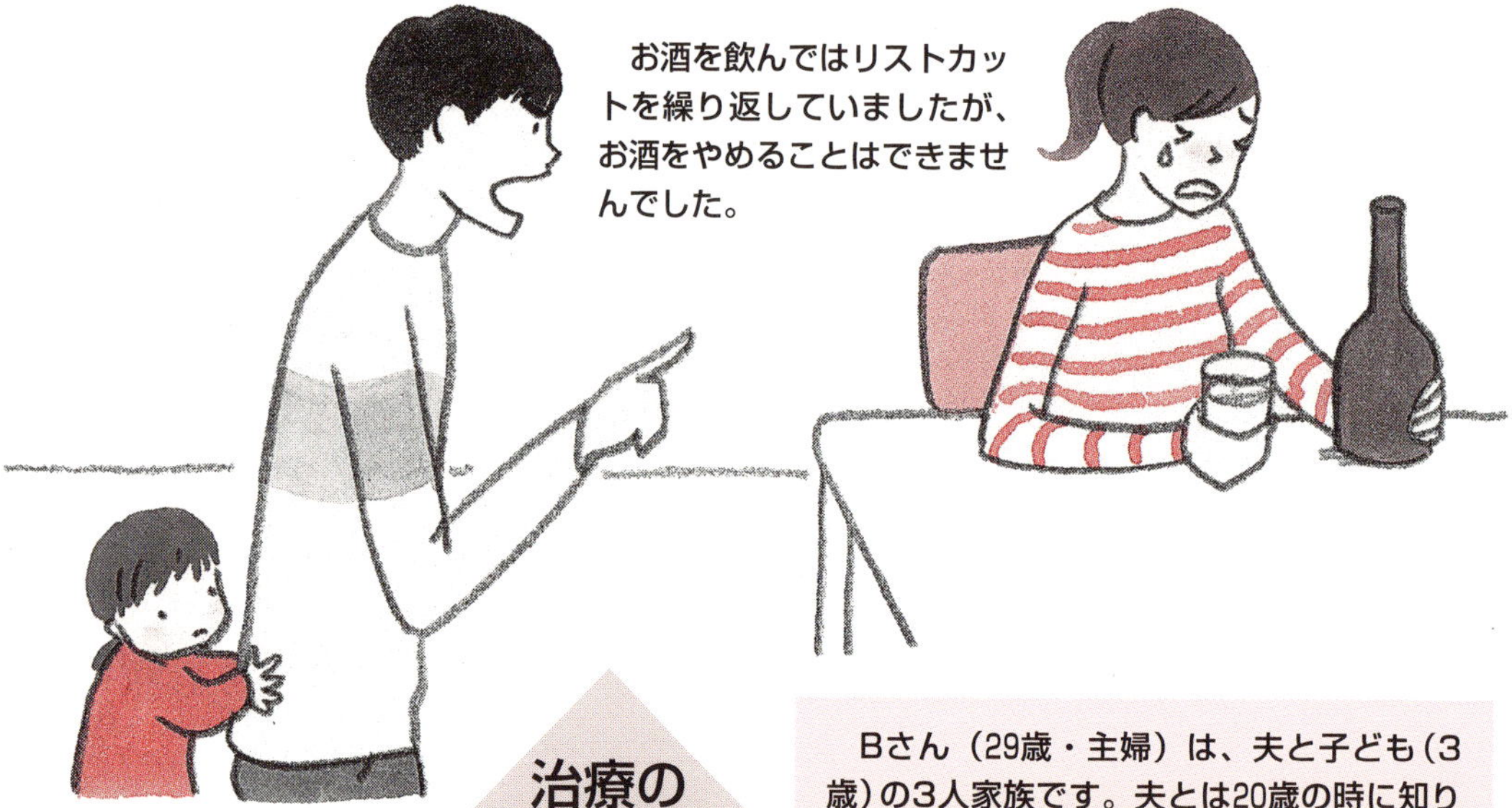

夫は、子どもへの心配や、家事をしないBさんへのいらだちから、文句ばかり言っていました。

治療のきっかけ

Bさん（29歳・主婦）は、夫と子ども（3歳）の3人家族です。夫とは20歳の時に知り合い、23歳で結婚しました。夫は専門技能を活かして高い収入を得ていて、Bさんに生活上の心配をかけたことはないといいます。

深酒を繰り返し、酔ってはリストカットや問題行動を起こすようになる

Bさんのリストカットは、診察を受ける二ヵ月ほど前から始まりました。泥酔《でいすい》してはリストカットを繰り返すようになったのでした。

お酒を飲むと、「楽になりたい。あの世に行きたい」と感じてリストカットをするのだといいます。

また、酔っぱらうと「暴言を吐く」「子どもに暴力を振るう」「深夜に知人に電話しまくる」などの問題行動を起こしていました。

見かねた夫から強く制止されても飲酒やリストカットは収まらず、ついには夫の目の前でリストカットをするに至り、夫に伴われて精神科の外来を受診しました。

両親に依存して育ち、自分で問題に立ち向かう経験が少なかった

幼少期のBさんは裕福な家庭で何ひとつ不自由なく育ちました。

必要なものはなんでも買ってもらい、いつでも援助が得られる環境だったため、自分で問題に向き合うたくましさが育ちにくかった可能性があります。

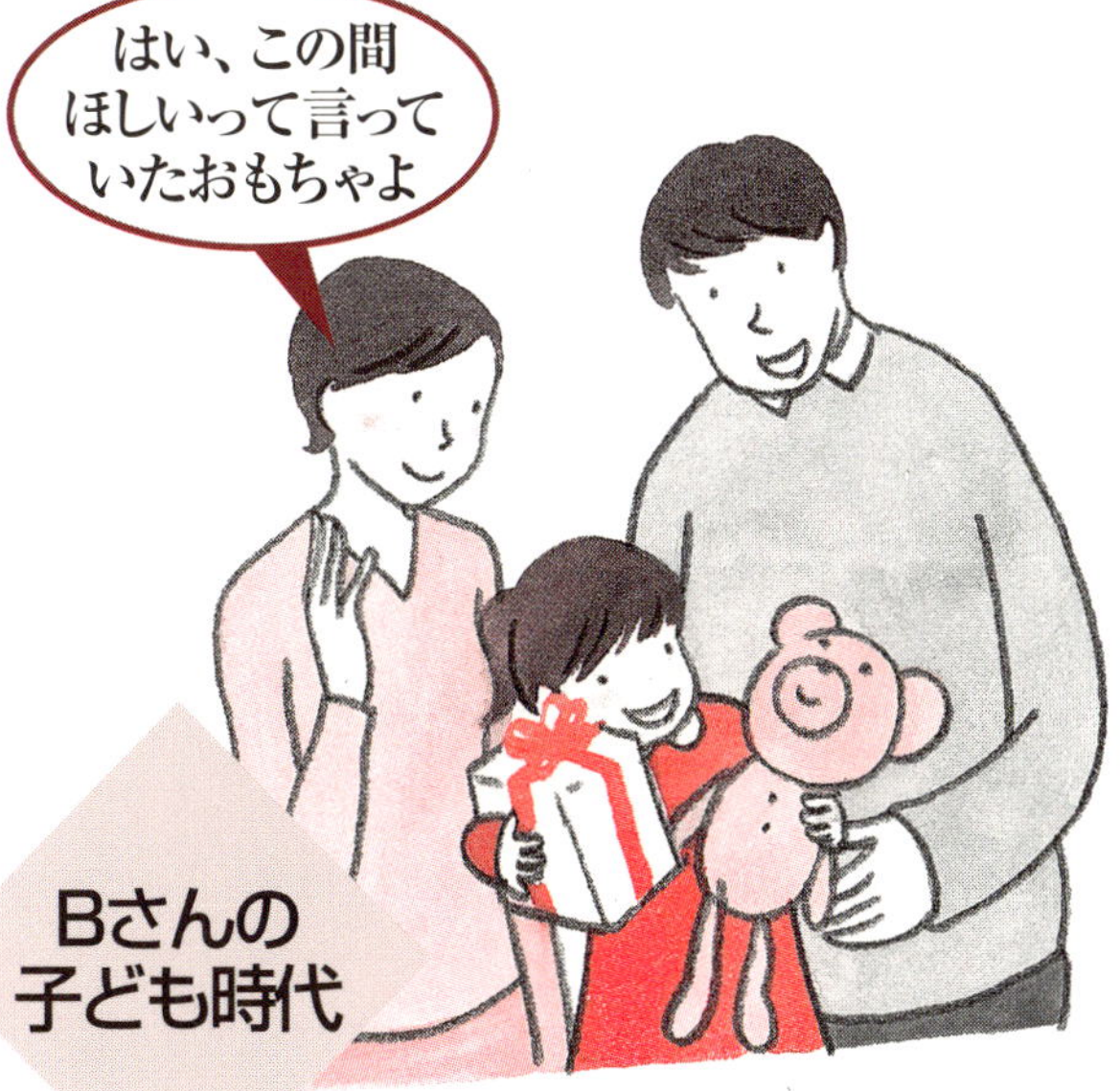
はい、この間
ほしいって言って
いたおもちゃよ

Bさんの子ども時代

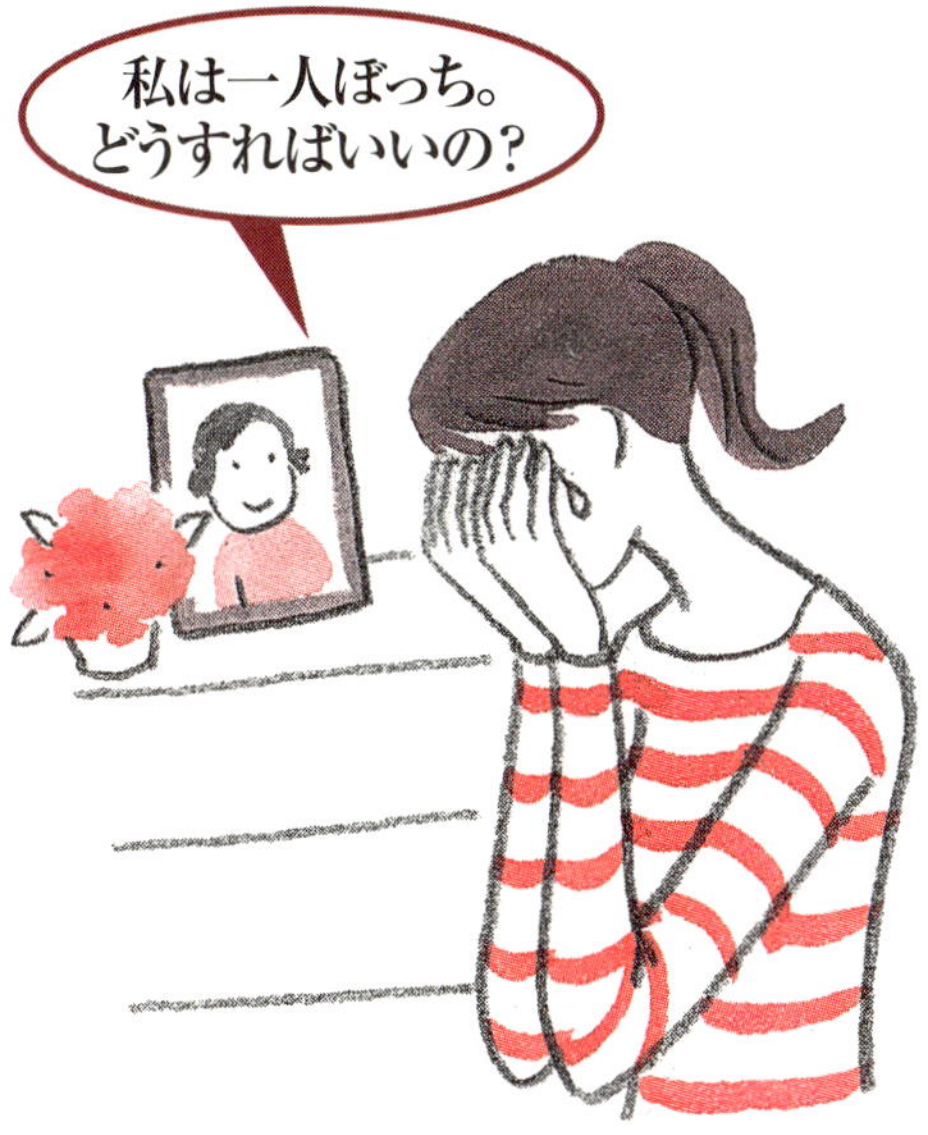
私は一人ぼっち。
どうすればいいの？

精神的なよりどころだった母親を亡くしたショックに、慣れない育児のストレスが加わり、Bさんは強いうつ状態に陥ってしまいます。

両親は、一人っ子のBさんをひどく甘やかしていたようです。そのためにBさんは、困ったことがあっても自分で立ち向かわず、両親の援助を求める習慣ができていました。

特に母親との結びつきは強く、いつもいっしょにいる密着した関係でした。その甘やかしぶりは、母親がBさんの結婚後も、彼女にキャッシュカードを持たせて、欲しいものを何でも買えるようにしていたことからもうかがえます。

出産のストレスと最愛の母を失った悲しみからうつ状態に

Bさんが初めて精神的に調子をくずしたのは、出産と母親の病死が重なった二六歳の時でした。

Bさんは「母親が亡くなって、体中の力が抜けてしまった。何もできなくなった」と、母親のことを想って毎日を泣いて過ごすようになりました。

←P52へ続く

緊急の手当て

ケガをしっかり処置する

リストカットなどの自傷行為の直後にまず必要なのは、ケガへの対処です。傷の手当てをし、体を気づかうことが、「傷つけてはいけない」というメッセージになります。

批判より手当てを

リストカットの直後には、まず、傷の手当てを第一に考えましょう。

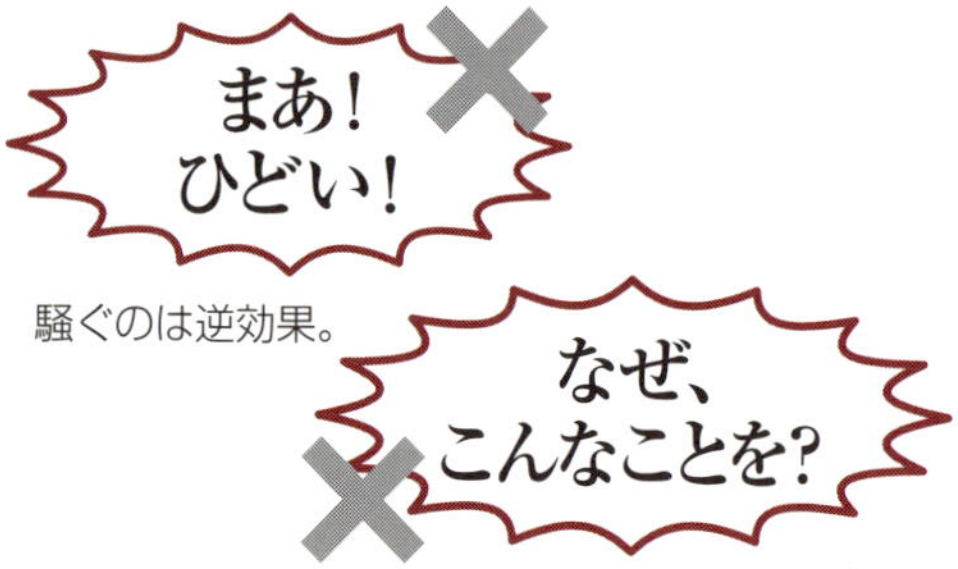

騒ぐのは逆効果。

応急の処置をしっかりとする

- 出血しているところを清潔なガーゼなどで圧迫して止血する
- 消毒する
- 傷口を保護する

出血が続いているときには止血し、傷を消毒します。包帯などで傷口を保護するのは、同じところを傷つけるのを防ぐためにも役立ちます。

つとめて、冷静に対処する

動揺した気持ちのままでは、適切な行動がなかなかとれません。また、動揺が相手に伝わり、相手の緊張をさらに強めてしまうこともよくあります。驚きを抑え、できるだけ落ち着いて対応しましょう。

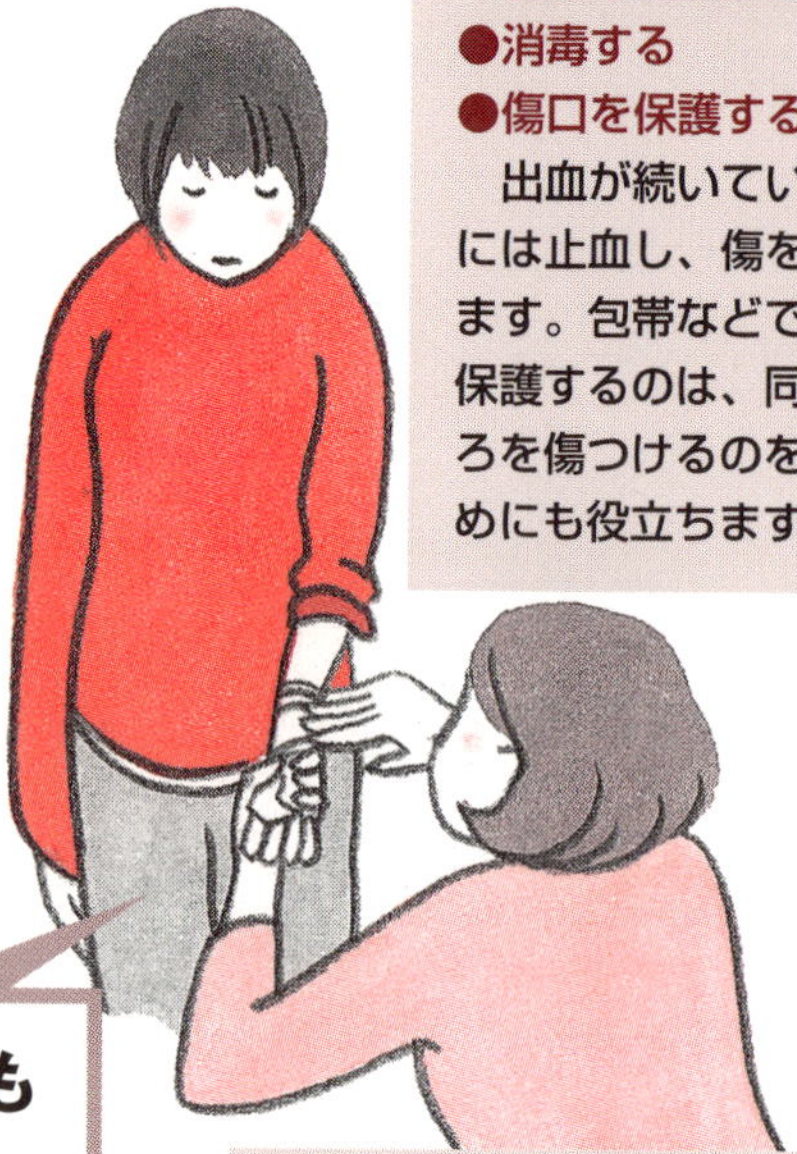

医療機関への相談も

- 出血がひどい
- 意識障害などほかの症状がある

傷が動脈まで達していて出血が止まらない場合や、過量服薬などで意識障害が生じているときには、速やかに医療機関に連絡し、救急の処置を受けてください。

繰り返しても辛抱づよく対応する

繰り返したり、傷跡をもう一度こすって悪化させることもしばしばです。そのような場合も、本人が助けを必要としている状態であるのを理解して、一方的に叱るようなことは避けるべきです。

手当てを通じて、「体を大切にする」ことを伝える

傷をしっかり手当てすると、本人には「体は大切なもので、傷つけてよいものではない」ということが伝わります。

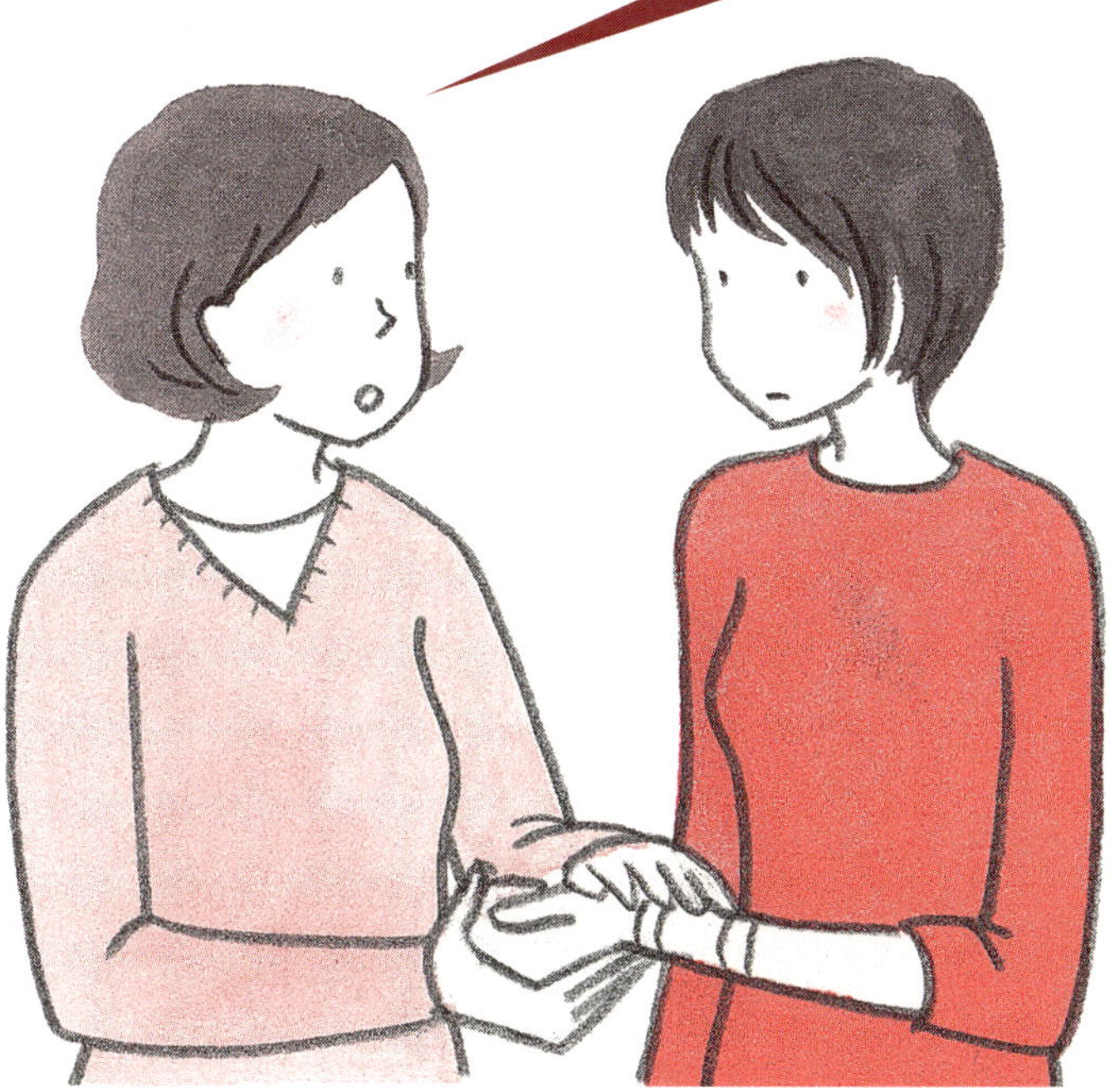

自分の体を大切にする感覚がもてる

リストカットをする人の多くは、自暴自棄の気持ちに陥っています。傷の手当てはごく当たり前の行動ですが、そこに込められた「自分を大切に扱う」という意味が、少しずつ本人の気持ちに届いていきます。

相手を気づかい、体を大切に扱う

相手を気づかうことは、ひたすらに同情し、何もかも代わりにやってあげることとはちがいます。傷や痛みの具合に気を配り、助けが必要なことには手を差し伸べましょう。

傷に注目しすぎるのはよくありませんが、痛みや治り具合に配慮するのは、「ケアしている」というメッセージを伝えます。

まず「当たり前のこと」をしっかりやる

リストカットの直後、傷を目の当たりにすると、ほとんどの人は驚きます。それは当然のことです。

しかし、驚きのままに問いただしたり、大騒ぎしたりすると、本人をいっそう追いつめます。できるだけ落ち着いて、ケガの具合を調べ、手当てをしてください。対処がむずかしいと感じたときは、医療機関に連絡しましょう。

傷の手当ては心のケアの第一歩

手当てをし、気づかうことは、「自分の体を大切にする」というメッセージを本人に伝えることになります。

リストカットをする人は、程度の差こそあれ、自分の体を傷つけてもかまわないと感じています。しかし、ほかの人から大切に扱われることが、自分の体に対する考え方を見直すきっかけになる可能性があります。

話を聞く

「訊《き》く」より「聞く」。本人の話に耳を傾けて

「なぜ、リストカットするのか」と問いただしても、本人には答えることができません。本人がその理由を考え、言葉にできるようになるまで、周囲の人は本人の言葉に耳を傾けましょう。

話すことも聞くことも最初はむずかしい

周囲の人が本人と向き合ったときにしなければならないのは、本人の言葉に耳を傾けること。質問するのではなく、本人から出てくる言葉を待ちましょう。

これは決してやさしいことではありません。最初のうちはつい質問したり、非難や批判を投げかけたりすることがほとんどかもしれません。

それでも、忘れてはならないのは、自傷行為をした本人にとって、自分の内面を語るのは簡単ではないということです。本人が少しでも話しはじめたら、「よく話してくれたね」と励まし、努力を受け止めてください。

質問攻めにしない

周囲の人にさまざまな疑問がわくのは当然です。しかし、質問されても本人は答えられず、かえって関係が悪くなるおそれもあります。また、質問すること自体が「あなたのことを否定する」というメッセージにもなりかねません。

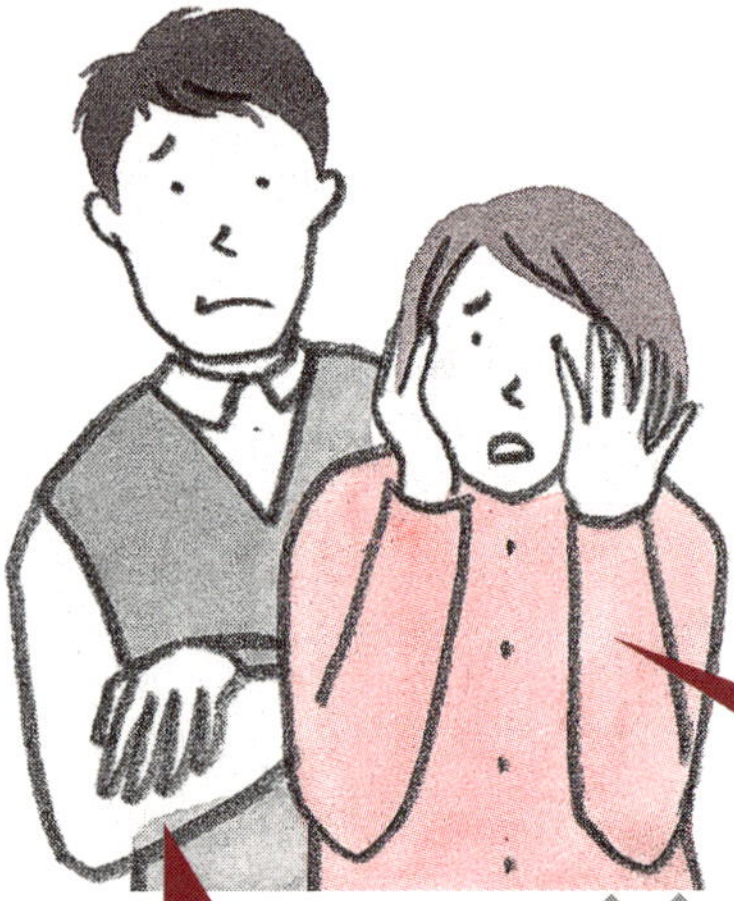

なぜやったんだ？
なにが目的だ？
どうしてほしいの？
どうすればいいの？
自分たちのやり方のどこが不満なの？

結局わかってもらえないと感じさせる

本人が自分の気持ちをつかみ切れていないときに、何度もこの質問をすると、「つらさがわかってもらえない」「伝わらない」という気持ちを抱かせます。

「責められている」と感じさせてしまう

相手の望むようにしてあげようという気持ちであっても、性急に答えを求めると、本人に「責められている」と感じさせる可能性があります。

“ただ聞く”ことは意外とむずかしい

反論したり自分の意見をさしはさんだりせずに、相手の話を聞き、しかもそれを軽く扱わないというのは、実際にはむずかしいものです。まずは次の4つのポイントに気をつけてください。

聞き流さない

自分の意見を「言わない」ことと「もたない」ことはちがいます。「聞いていればいい」と考えると、つい、聞く姿勢がいい加減になり、聞き流しがちです。

本人の話を聞きながら、自分の考えを整理していくと、相手にはその姿勢が伝わるものです。

反論しない

本人の考えがかたよっていたり、現実と異なっていても、その場で、言葉だけでそれを解決しようとしてはいけません。

本人の気持ちを理解する上でのヒントとして心に留めておき、日ごろ接するなかでかたよりを修正するように、関係を見直すことが必要です。

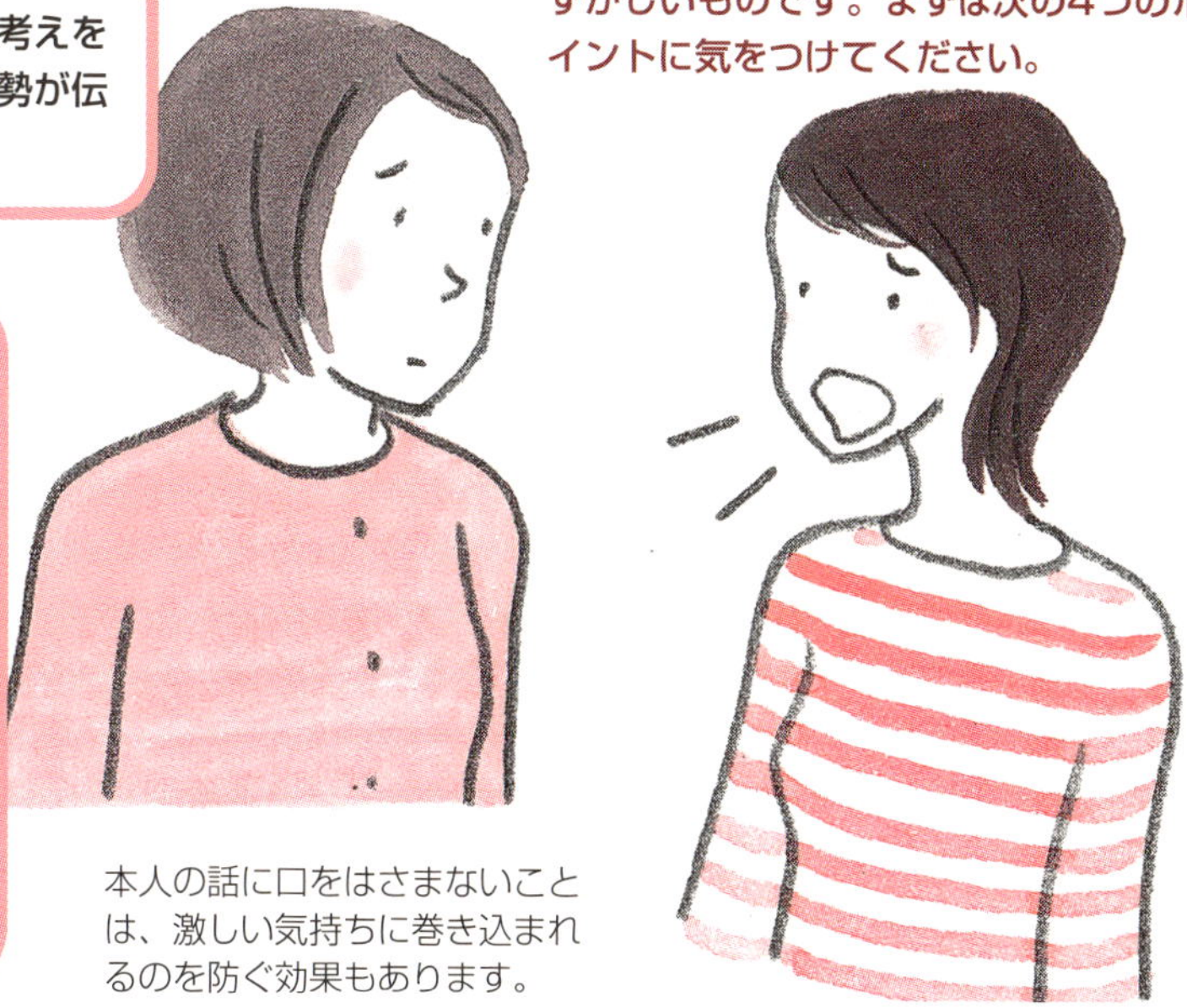

本人の話に口をはさまないことは、激しい気持ちに巻き込まれるのを防ぐ効果もあります。

聞かれたことには落ち着いて答える

本人が周囲に疑問をぶつけることはよくあります。そんなとき、本人の気持ちに巻き込まれて感情的に答えてしまうと、押し問答になったり、本人をますます激高させてしまいます。

疑問に対しては落ち着いて事実を伝えます。すぐに答えられないときは「今は私にもわからない」と正直に告げて、「それでも、あなたのことを理解したいという気持ちはわかってほしい」など、支える気持ちがあることを伝えましょう。

むやみにあやまらない

本人が怒りを爆発させているときに、周囲の人に明らかな非がある場合は、あやまることで、本人の気持ちが収まることもあります。

しかし、「とりあえずあやまる」だけ、「むやみにあやまる」だけでは、事態は好転しません。そのあとどうするか、に気持ちを向けることを忘れてはいけません。

近からず、遠からず

ほどよい距離と冷静さを保って接する

適切な距離とは、相手を尊重しつつ、必要なときにはすぐに手をさしのべられる距離です。本人と周囲の人とが、近すぎたり、逆に遠すぎることがしばしばあります。

周囲の人も「自問」できる距離が必要

ほどよい距離を保つといっても、リストカットや、本人の激しい感情を目の前にした時には、なかなかむずかしいでしょう。

しかし、もともと人と人との距離は一定ではありません。時に近く、時に少し引いて接するうちに、次第におたがいに「ほどよい」距離を作れるようになります。

このとき、ほどよい距離感の目安は、相手だけでなく、自分のことを客観的に見られるかどうかです。「接しているときに自分のペースを守れるか」「相手の気持ちを思いやり、尊重できているか」を自問できるくらいの距離が、ほどよい距離と考えられます。

おたがいのためによい距離を保つ

周囲の人は、本人から少し距離を置くと、相手の感情にふり回されるのを防ぐことができます。本人にとっては、依存しすぎることなく、必要なときに援助を求められるという安心感をもたらします。

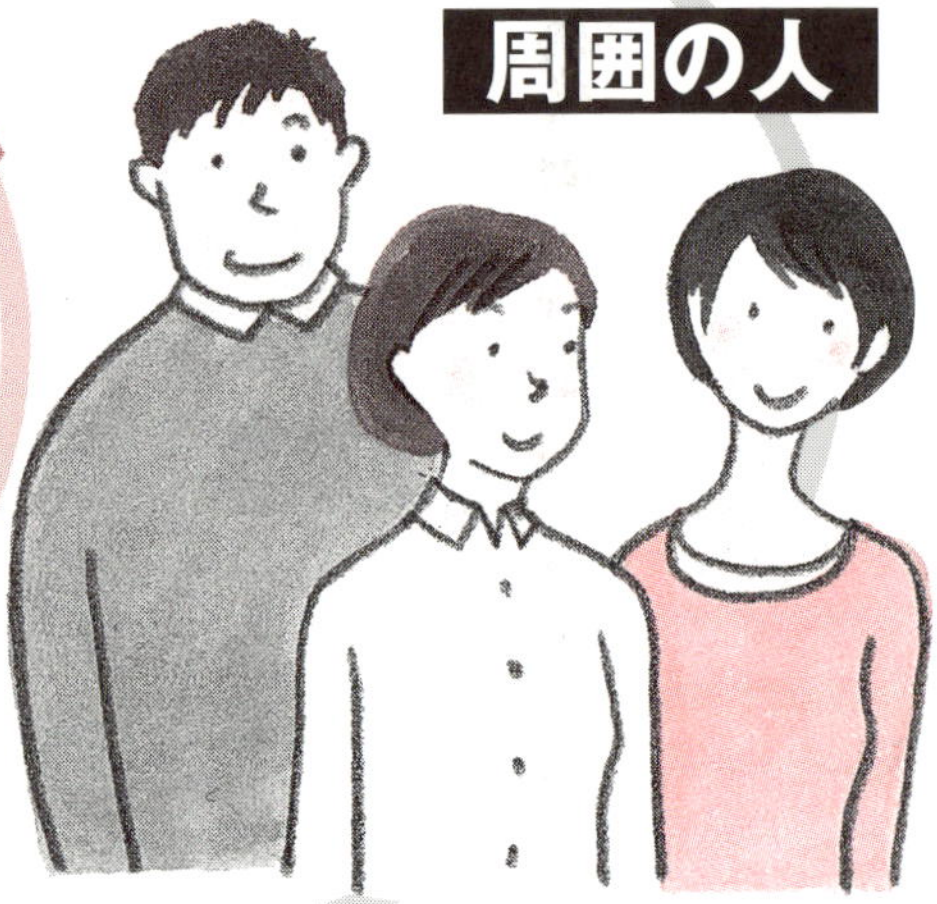

相手を一人の人間として見ることができる

時に周囲の人は、本人を「助けなければならない」と感じます（→P40）。しかし、少し引いて適切な距離を置くと、「物事には、助けられる部分と、自分で何とかさせないといけない部分がある」と考えられるようになり、自分のすべきことが見えるようになります。

遠すぎ・近すぎは回復を妨げる

距離が近すぎると依存を招き、遠すぎると思いやりを示すことができなくなります。

遠すぎると非難・批判をぶつけがちになる

嫌悪感・拒絶感のままに、「バカなことをした」と非難したり、「そんなことは解決にならない」と批判して突きはなす立ち位置は、本人の気持ちを思いやり、手をさしのべるには遠すぎる距離です。本人に絶望感を与え、適切なかかわり合いはできません。

本人

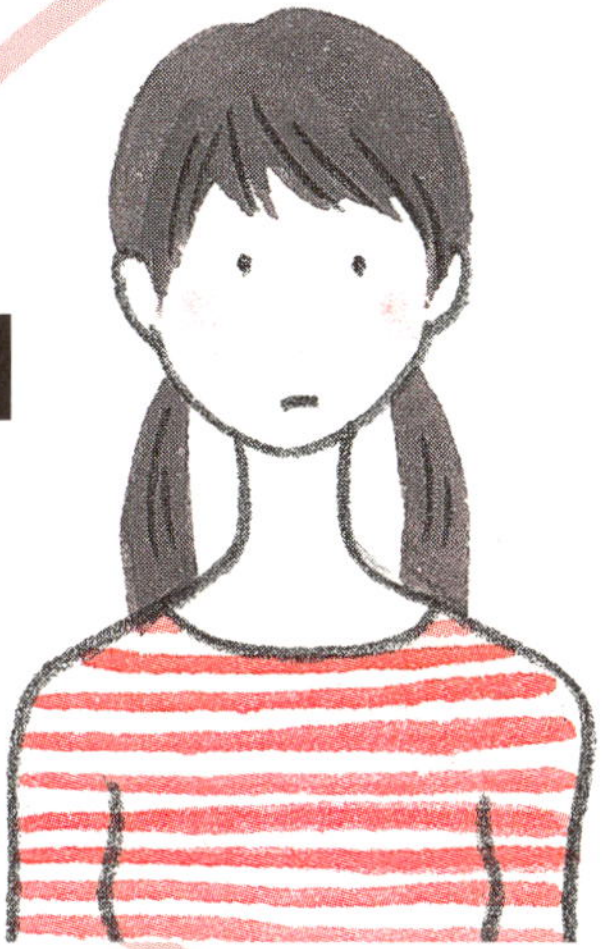

ほどよい距離

できることをする

できること、手伝えることは、それぞれの立場や能力の範囲内で積極的におこないましょう。やったりやらなかったりとムラがあると、本人との関係を悪化させます。

過度の同情

本人の解決がうながされない

ただひたすらに支えるだけでは、本人が問題に向き合い、葛藤を解決する機会を奪います。

「つなぎとめておきたい」という気持ちを誘う

周囲の同情をつなぎとめておくための自傷行為を誘発する危険があります。

近すぎると本人の依存を強める

周囲が「原因はすべて私にある」「自分が助けなくては」と考えて近い距離でかかわると、本人が自分の力で立つのを妨げ、依存を招きます。

注目しすぎない

周囲の反応がリストカットの回数を増やすおそれも

注目とは、よくも悪くもその一点にしか注意がいっていない状態です。周囲が、本人とその行為を「どう見ているか」が、本人の行動を左右する場合もあります。

行為のみへの注目は避ける

たとえ本人を思いやっていても、リストカットだけに注目すると、言葉はおのずと非難、批判に傾き、本人への励まし、思いやりが少なくなってしまいます。

リストカットをすること

行為そのものへの注目は、本人をそのまま理解することにはつながりません。

注目

非難

リストカットという行為への非難が、そのまま本人を責める言葉となってしまいます。

注目

批判

リストカットが何の解決にもならないことを言いつのっても、意味はありません。かえって、本人が感じている「プラスの効果」を理解していないことを印象づけ、反感を招きます。

注目

賞賛

学校などで、親しい友達やグループ内でリストカットが流行するとき、リストカットを「勇気ある行動」として賞賛することがあります。
やや特殊な状況とは言え、リストカットを増加させる大きな要因となります。

問題から目を背けるのは解決を遅らせる

リストカットなどの自傷行為をいまわしいものとして見ないようにすることは、本人と周囲の人との関係をゆがめ、援助をよりいっそうむずかしくします。

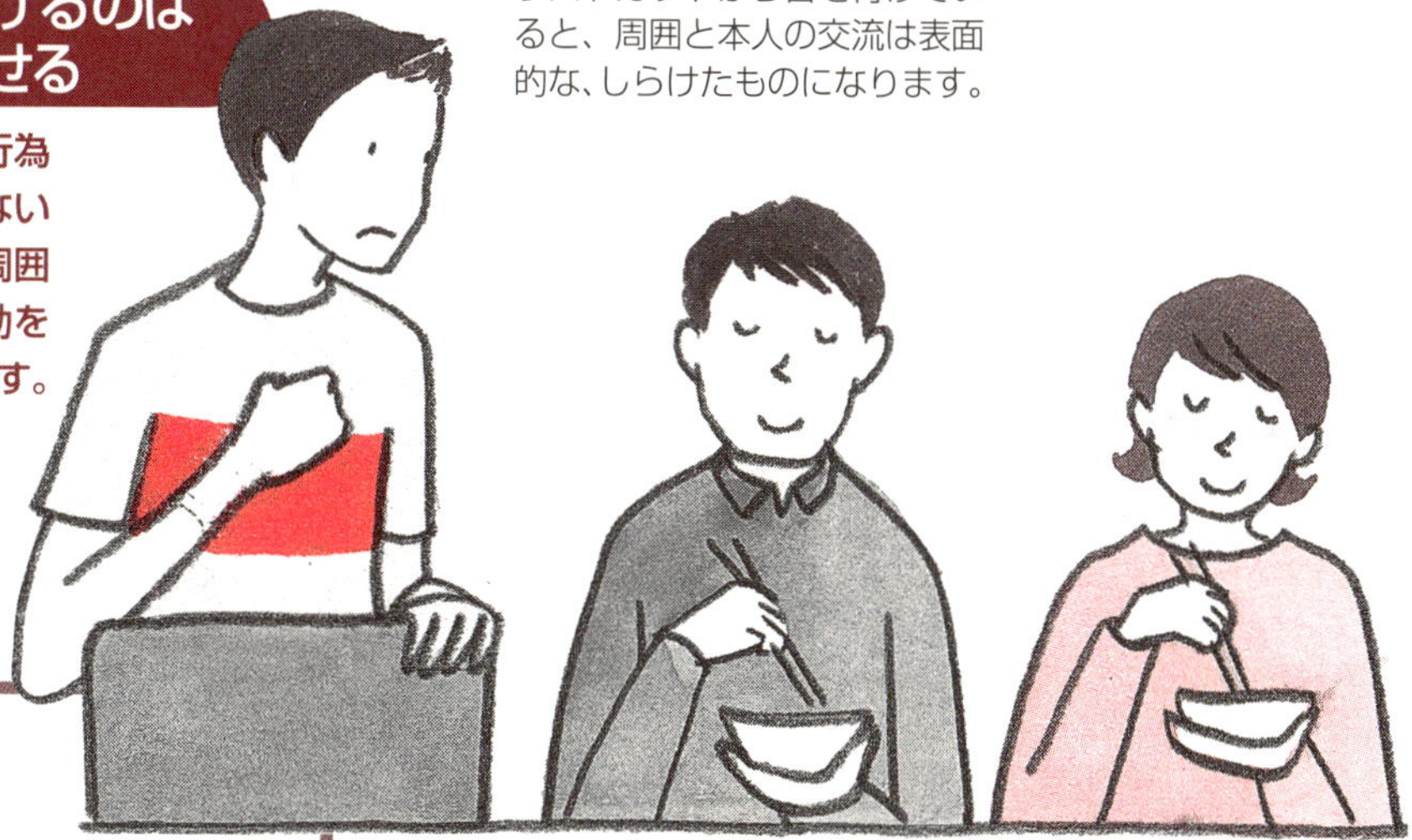

リストカットから目を背けていると、周囲と本人の交流は表面的な、しらけたものになります。

●話題にしない
●秘密にする
●本人に口外しないように念押しする

自傷行為をなかったことにすると、周囲が本人と向き合う機会がなくなります。受診を妨げるのも大きな弊害です。また、本人に自傷行為を隠すように求めると、本人は「自分は恥ずかしい存在である」とマイナスの気持ちを強めます。

●軽視する
●死ぬことはない、とあしらう

本人に、「わかってもらえない」と感じさせます。

よかれと思う行為が逆効果になることも

周囲が「なぜリストカットするのか」「リストカットは不合理である」とその行為を話題にする場合、周囲の注意は、本人の気持ちではなく、行為にしか向いていません。

そのため、本人は「自分の気持ちが理解されていない」と感じてしまいます。周囲の気持ちとは裏腹に、自傷行為を誘発する恐れが高くなるのです。

注目しすぎないことと無視することはちがう

だからと言って、自傷行為を「見ないようにする」ことは、何の解決にもなりません。

自傷行為に目をつぶると、本人との関係がゆがみ、援助の手をさしのべたり、適切にかかわることがむずかしくなります。

また、自傷行為を恥ずかしいこととして秘密にしたり無視したりすることは、本人を傷つけ、問題を長引かせてしまいます。

すべきことを守る

「支える」のは「治す」こととはちがう

周囲にいる人が適切に対応することが、本人にとっては必要かつ最大の支えです。しかし、立場を超えて「治そう」とすると、かえってよくない結果を招きます。

周囲は責任を背負いすぎない

親が養育環境に責任を感じたり、友人や恋人が、自分の行動が引き金になったのではないかと悔やんだりすることは少なくありません。

しかし、今すべきことが過去へのつぐないとは限りません。立場を超えてかかわろうとすると、かえって本人のためにはなりません。

育て方が悪かったのでは

養育環境は、原因の一つになる場合があります。しかし、それを重視しすぎると、養育者が責任を背負い込む事態を招きます。

私のあのひと言がきっかけになったのでは

接し方がよくなかったのでは

けんかなど直接のきっかけにかかわった人は、しばしば自分を責めすぎてしまいます。

自分のせいだ！

↓

責任を取らなくては

↓

適切な対応ができなくなる

周囲の人が責任を感じすぎると、罪悪感からへりくだった態度を取りがちになってしまいます。
本人と向き合って、その気持ちを受け止めることができず、かえって本人のストレスが強くなったり関係がこじれます。

自分が変わればあの人も変わるのでは

相手が変わらないことへの失望が出てくる

本人がよくなるように周囲が努力しても、本人が応えるとは限りません。むしろ、ほとんどの場合は本人の反発を招きます。
努力は知らず知らずのうちに期待へと変わりやすく、相手が期待どおりに変わらないと失望感が出てきます。失望は本人とかかわり合う意欲をそぎ、関係が悪化してしまいます。

助けてあげなくては

自分の行為が原因だと思い込むことは、無意識のうちに、自分が、本人に対して何か影響を及ぼせると思うことにもつながります。

自分が何とかしなくては

「助ける－助けられる」という意識が、本人の自尊心を損なう

周囲の人が「助けてあげなくては」という意識をもって本人と接すると、本人には「自分は助けが必要な存在だ」と感じさせます。「自分は大丈夫」という感覚が育つのを妨げ、自分を高く評価できないままになってしまいます。

身近な存在ほど「治す」ことはむずかしい

周囲の人、特に本人の身近にいる人が、「自分のせいではないか」と過度に自分を責めて、「自分が治さなくては」とがんばりすぎることがあります。しかし、ほとんどの場合、かえってそれが対応をむずかしくさせてしまいます。

自傷行為の「治療」は、身近な人ほどむずかしいものです。専門家である治療スタッフですら、自分の家族や友人などの身近な人の治療を担当することは、原則としてありません。

善意でも、無意識のうちに「期待」に変わることがある

「助けたい」という思いは純粋でも、自分の立場や能力を超えてかかわることは、かえってよくない結果を招きます。

自分でも気づかないうちに、自分の努力に見合う結果を相手に求めてしまい、それがもとで関係がこじれるのです。

むやみに止めない

自傷行為だけを止めても意味がない

周囲は「とにかくやめさせなければ」と思いがちですが、その背景の問題に目を向けなければ、本当の意味での回復にはなりません。

自傷行為は問題の一部にすぎない

リストカットなどの自傷行為は、氷山の一角。それを引き起こす背景にこそ目を向けてください。

要因の分析は専門家に任せる

自傷行為の背景にある問題に目を向ける必要はあります。しかし、その分析は専門家の仕事。周囲の人がすべきではありません。周囲の人は、本人の話を聞き、そこから見えてくる問題に対応することが必要なのです。

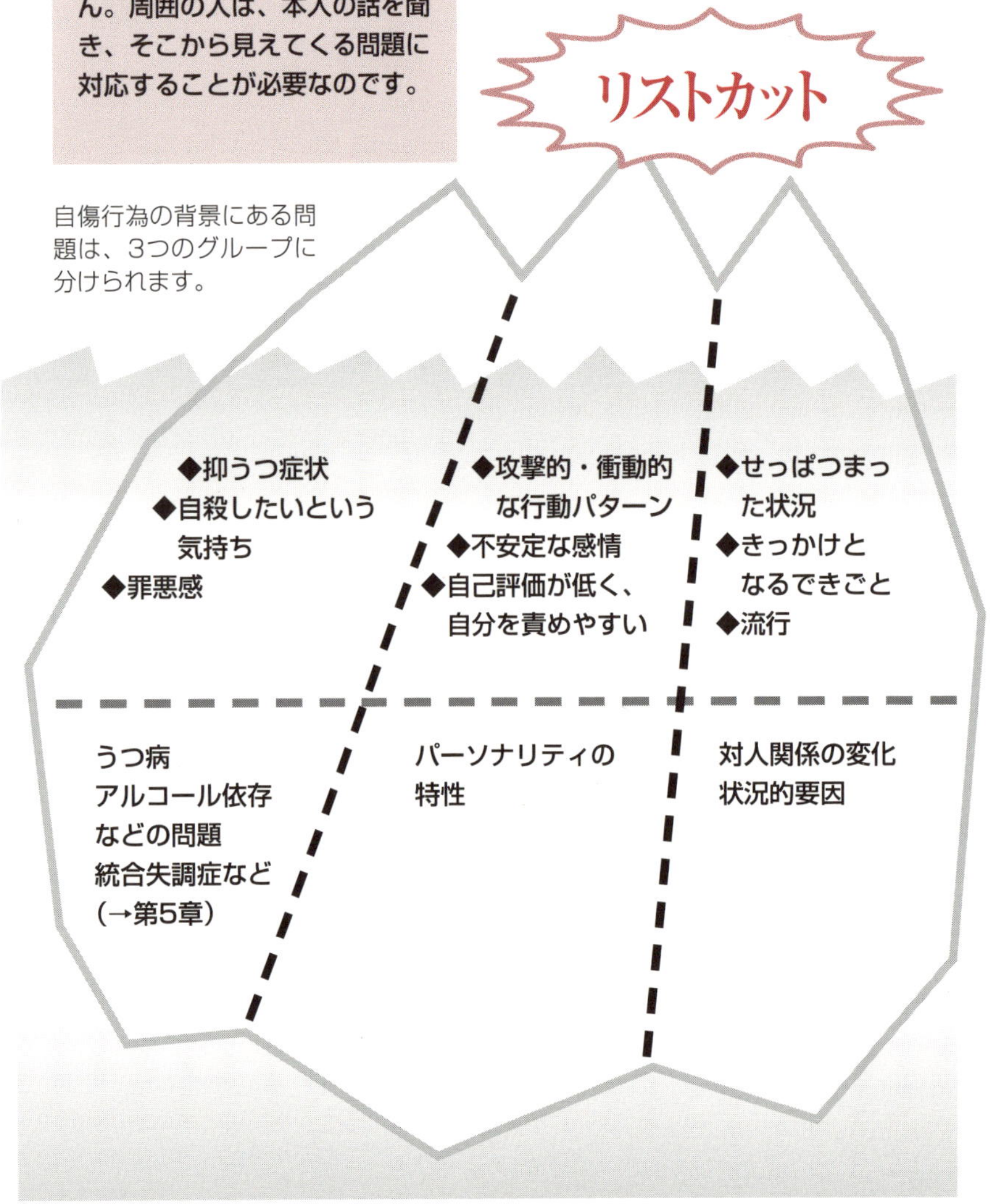

リストカット
◆抑うつ症状
◆自殺したいという気持ち
◆罪悪感
◆攻撃的・衝動的な行動パターン
◆不安定な感情
◆自己評価が低く、自分を責めやすい
◆せっぱつまった状況
◆きっかけとなるできごと
◆流行
うつ病
アルコール依存などの問題
統合失調症など
(→第5章)
パーソナリティの特性
対人関係の変化
状況的要因

自傷行為の背景にある問題は、3つのグループに分けられます。

取引は絶対にしない

「リストカットをやめないと、××をしない」と取引するのは、自分の行動の責任を相手に押しつけること。コミュニケーションをゆがめます。

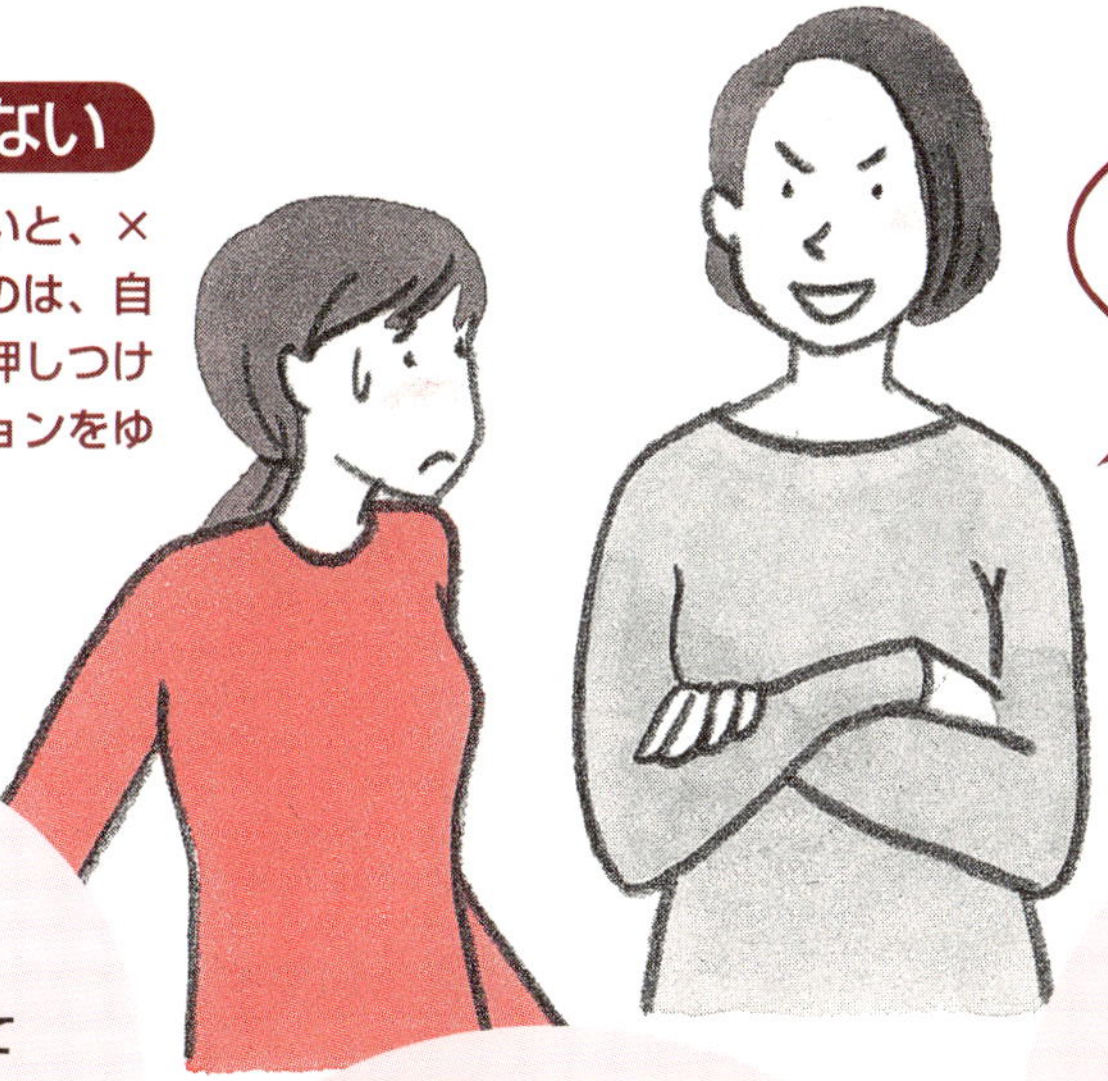
リストカットをやめないと、もう面倒は見ない

本人に責任ある行動をとらせるためには、周囲も自分の行動に責任を取らなくてはなりません。

責任転嫁になる

相手の行動によって自分の行動を変えるのは、自分の行動の責任を相手に押しつけることになります。

できることとできないことの境界があいまいになる

おたがいが自分の行動に責任をもたないと、できること、できないことをしっかり決めておくことができず、適切な対応がむずかしくなります（→P44）。

同じ行動を誘発する

自傷行為を条件にして、相手の行動をコントロールしようとすると、本人もまた、自傷行為によって周囲の人を動かそうとするようになります。

目に見えないことこそが重要

リストカットをはじめとする自傷行為は、しばしば氷山にたとえられます。氷山部分より下の、見えない部分には、その原因や要因が隠れています。

また、自傷行為と氷山は、「あてどなく漂っている」点でも似ています。自傷行為は多くの場合突発的に行われ、本人が主体的に選んだ行為とは言えません。

おたがいが責任ある行動をとる

自傷行為を減らす要因の一つに、責任をもって行動を選ぶ習慣をつけることがあります。

「責任」というと大仰《おおぎょう》ですが、すべきことはふだんの生活の中にあります。感情のままに向き合わず、落ち着いて考え、言葉を選ぶこともその一つです。

本人も周囲も、ふだんから自分で考えて、自分の責任で行動を選ぶ姿勢をもつことが必要です。

脅《おびや》かしを知っておく

できることはして、できないことは断る

けっして多くはありませんが、リストカットなどの自傷行為をタテに要求を通そうとすることがあります。こうした「脅かし」は、きちんと理由を説明したうえで、きっぱり断りましょう。

袋小路を招く〝脅かし〟

「言うことを聞かないとリストカットをする!」と言われたとき、ただ応じても、かたくなに断っても、対応する人は追いつめられます。

本人の訴え

自分の言うことを聞いてくれないと切る!!

周囲は

受け入れると

責任を認めてしまう

本人の代わりに責任を引き受けることになってしまいます。また、同じ行動を繰り返させる可能性も高くなります。

拒否すると

切ったことの責任を負わされる

「あなたが言うことを聞いてくれないから切った」と言われ、結果的に責任を負わされてしまいます。

十分な対応がとれない

受け入れれば本人が責任ある行動をとることを妨げ、拒否すれば、本人との距離がおのずと開きます。

問題の解決が遠のく

適切なかかわり合いができず、問題は解決されません。

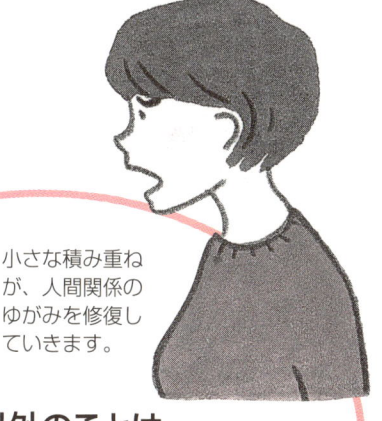

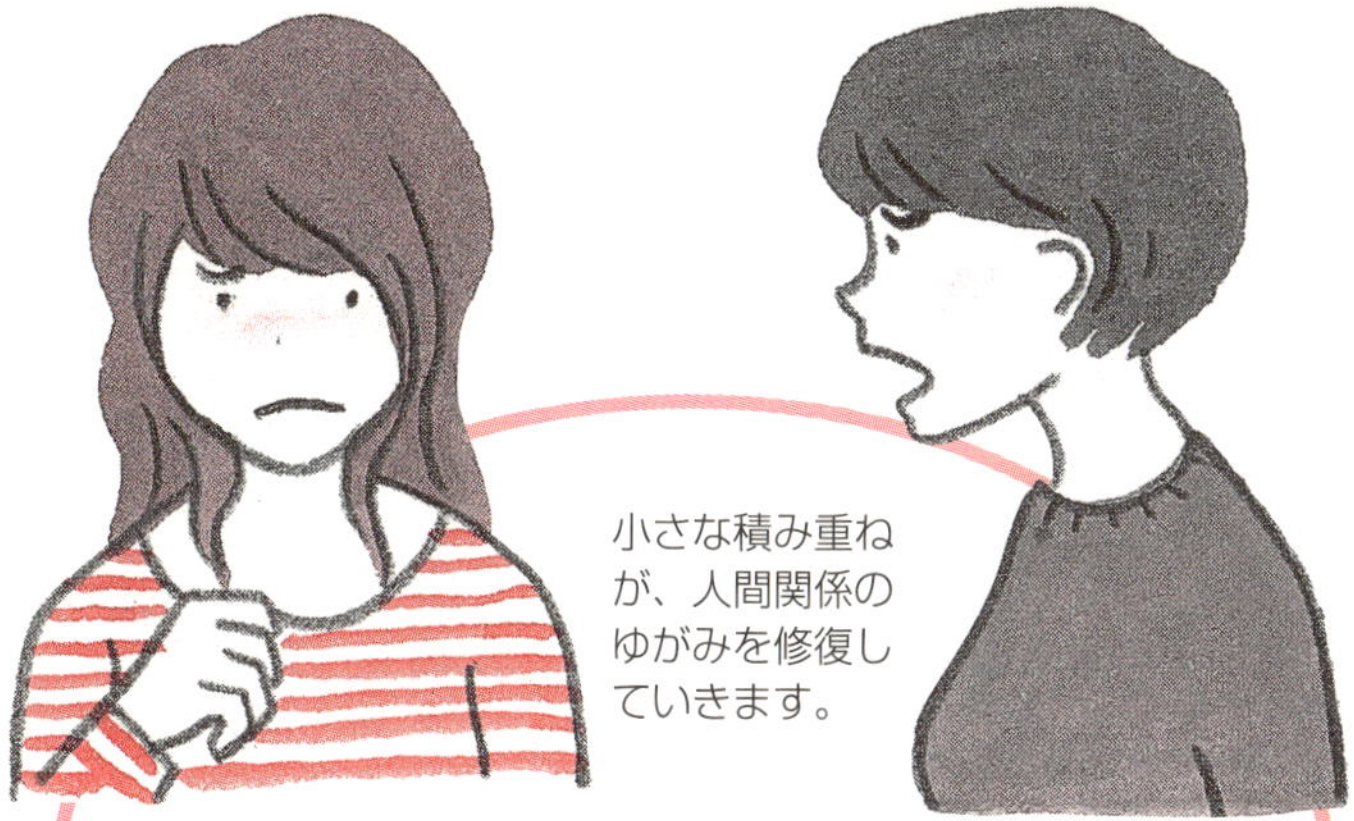

小さな積み重ねが、人間関係のゆがみを修復していきます。

理由を伝え、きっぱりと断る

要求にこたえられない理由を伝え、きっぱりと断りましょう。ただし、「あなたのためにならない」というだけでは、本人には納得のいく理由にはなりません。具体的に、論理的に話してください。

それ以外のことは、おたがいの責任内で協力する

日常生活で協力したり助け合ったりすることは、適切に人とかかわる練習となります。急がば回れで、こうした積み重ねが脅かしを減らします。

自分の行動は自分の責任で決めるべき

自分の行動を、人のせいにして決めるのは正しくないと伝えます。

自分の行動で人をコントロールすることはできない

おたがいが自分の行動に責任をとるのが正しい人間関係です。自分の行動を条件にして、人に何かを頼むのは、間違いであると伝えます。

ただの拒否ではなく、「断り」を入れる

リストカットをタテにした脅かしは、きっぱりと断らなくてはなりません。

ただし、その理由はしっかりと伝えます。最初は動揺してきちんと伝えられなかったり、対応に失敗するかもしれません。

しかし、繰り返し、論理を変えずに対応することで、次第に本人にも伝わるようになります。

全体的なかかわりが脅かしをなくす

自傷行為を切り札にするのは、裏返すと、自傷行為以外の方法で人に働きかける方法がわからないということを物語っています。

脅かしをなくすには、ふだんから本人との触れ合いを保ち、できることには積極的に協力する必要があります。本人が自傷行為に頼らずに人とコミュニケーションが取れるようになれば、脅かしもおのずとなくなります。

あきらめない

回復はゆっくり。おたがいにあせらず、あきらめない

リストカットなどの自傷行為は、本人と周囲の関係の中で生じる問題です。解決のためには、関係を見直し、おたがいにとってよりよい立ち位置へと変わっていかなければなりません。

本人の姿勢、周囲の姿勢はともに少しずつ変わる

周囲の人と本人の関係改善は、すぐにできるものではありません。ときに失敗し、ぶつかり合いを繰り返しながら、少しずつでも、おたがいによい関係を築くように変わっていけばよいのです。

本人

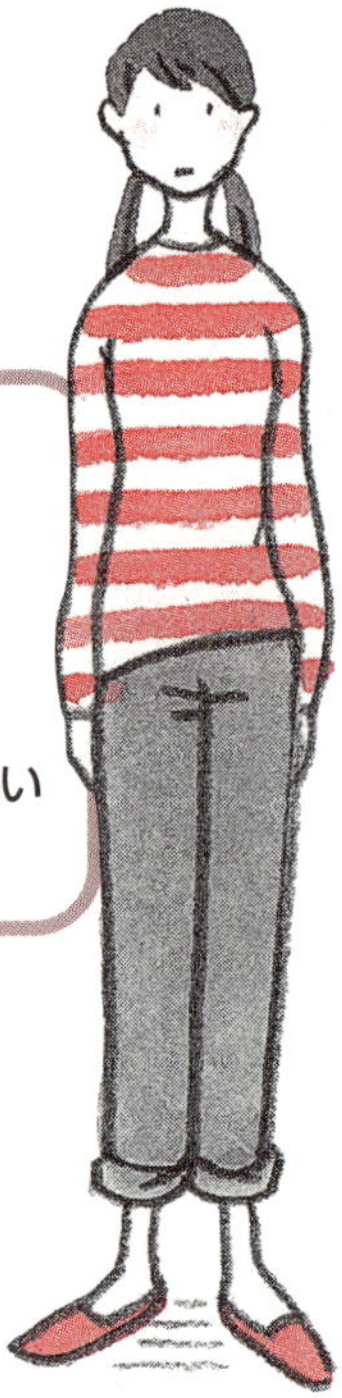

- 周囲の人と適切にかかわる余裕がなく、方法がわからない
- 周囲に依存する気持ちが強い
- 自分の行動の理由を人に押しつける

自分に確信が持てず、取るべき行動がわからないといった不安定な状態に陥っている場合がほとんどです。

周囲の人

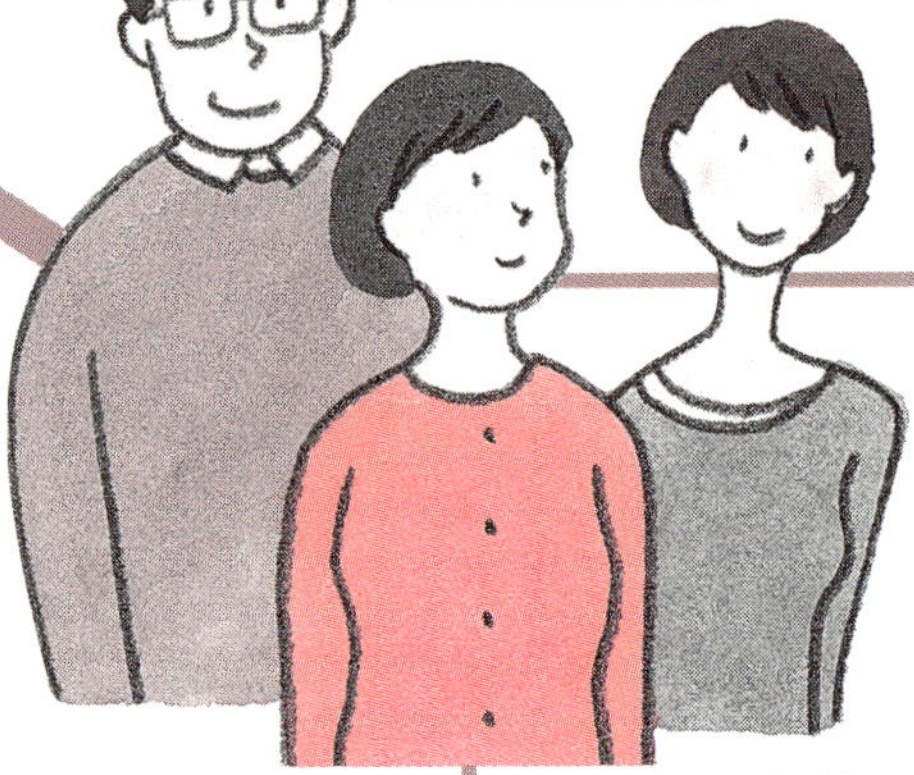

- リストカットをやめさせようとばかりする
- 怒りや恐れにとらわれている
- 心配しすぎたり、同情しすぎたりする
- 過度に自分を責める
- 相手を思いやる余裕がなくなる

リストカットに目を奪われ、必要以上に恐れたり、「おどされている」と怒りを感じるなど、本人を受け止める余裕がなくなっています。

●自分の問題に気づき、向き合おうとする
●よい人間関係を保ち、協力したり、手助けを求めたりできるようになる
●自分の行動に責任を持てるようになる

かかわり合いを続けるうちに、おたがいに少しずつ態度が変わっていきます。これに伴って、関係が改善していきます。

●落ち着いて対応し、自分ができることを冷静に考えられるようになる
●おたがいの責任の中で協力できるようになる
●本人の力を強くするためのサポートができるようになる

相手にだけ変化を求めない

自傷行為からの回復には、長い時間がかかります。その間、周囲の人と本人はかかわり合いを続けながら、少しずつおたがいに関係を改善していくのが理想的です。

しばしば本人は、自分の自傷行為は周囲の人に原因があると責めます。また、周囲の人も、本人に改善を求めるばかりになりがちです。

しかし、そもそも自傷行為は本人と、周囲や現実とのずれが少しずつ積み重なった結果生じるものです。

その改善には、本人も、そして周囲の人も、おたがいに関係を見直し、よりよいものに変えていく努力が必要です。

対応と治療は改善への両輪となる

周囲の対応がスムーズにいき、本人との関係が改善されてくると、医療機関での治療も軌道に乗ってきます。

周囲の人の対応は、自傷行為の治療にとっては基本となります。適切な対応なくしては、治療は成り立たないのです。

適切な対応は治療に欠かせない

自傷行為の治療では、本人が周囲とよい関係を築けないうちは、なかなか大きな改善は望めません。その点で、周囲の人の対応は、治療の基本であり、治療の始まりでもあるのです。

専門家の援助を得る

早めに専門家に助けを求める

対応の仕方がわからないときや本人が受診したがらない場合は、周囲の人だけでも相談しましょう。身近な人が専門家に相談することが、回復のきっかけとなることがあります。

周囲からの情報も助けにする

友人といっしょにいる時や、学校での過ごし方など、家族以外の人と過ごすときの状態を聞くのも、対応のヒントになる場合があります。

学校からの連絡で、家族が自傷行為を知ることも多いものです。

学校など

学校や職場でのできごとや人間関係が、自傷行為に深くかかわっていて、そこでの問題解決が自傷行為の解消につながる場合もあります。とくに思春期では、担任の先生との協力が重要です。

友人

親しい友人が最初に自傷行為に気づくこともあります。本人と仲のよい友人や、影響力を持つ友人が適切に対応することは、本人にとって大きなプラスになります。

秘密にして、と言われたら

自傷行為を教師や家族に言わないでほしい、と言われても、約束はしないことです。「あなたの気持ちはわかるが、約束はできない」ときっぱりと伝えましょう。

ただし、必要最低限の人にしか伝えないことは約束し、誰に伝えたほうがよいと思うかも話しておきましょう。

本人のプライバシーは尊重するが隠し事はしない

リストカットなどの自傷行為の治療は、主に精神科でおこなわれます。しかし、最初のうちは本人が受診を拒否するケースも多く、周囲の人は相談することもできずに抱え込んでしまいがちです。

医療機関以外でも、地域の保健所や、精神保健福祉センターなど、周囲の人だけで相談できる窓口はたくさんあります。早めに相談して、援助を仰ぎましょう。

なお、本人にかかわることを秘密にしておくのは、逆効果の場合が多いものです。専門家の援助が必要だと思うことや、相談に行ったことなどは、折にふれて本人の耳に入れておきましょう。

援助の窓口は多い

本人が受診したがらない場合は、家族だけでも利用できる相談窓口があります。

家族

家族と接するときと、友人と接するときとで態度が変わるのは自然なことです。学校や親しい友人と連絡を取り、本人のふだんの様子を知ることは対応のヒントになります。学校や校医との相談から、専門家への受診につながる場合もあります。

専門家

精神科の医師やカウンセラー、臨床心理士などが治療にあたります。本人が受診したがらない場合、周囲の人が「受診の勧めかた」を相談することもできます。医療機関に行くのがためらわれる場合には、地域の相談窓口を活用しましょう。

相談窓口

- 地域の保健所
- 精神保健福祉センター
- 医療機関の精神科
- スクールカウンセラー

地域によっては、保健所に精神科の相談窓口が開設されています。保健師・医師の訪問診察などが受診のきっかけになることも多いので、まずは相談を。

「治せるのはあなただけ」と言われたら

本人が、周囲の人を理想化して「私を治せるのはあなただけ」と強く依存してくることがあります。依存したい相手を理想と思うことで、自分自身を支えようとする行動です。

このように言われると、言われたほうは悪い気がしませんし、自分がその理想に応えることで、相手もよくなるのではと思いがちです。

しかし、強すぎる期待は失望へと変わりやすく、すぐに関係は悪化してしまいます。

あくまでも、人間関係は現実に根ざしたものでなくてはなりません。「自分にできるのはここまで」としっかり伝えておきましょう。

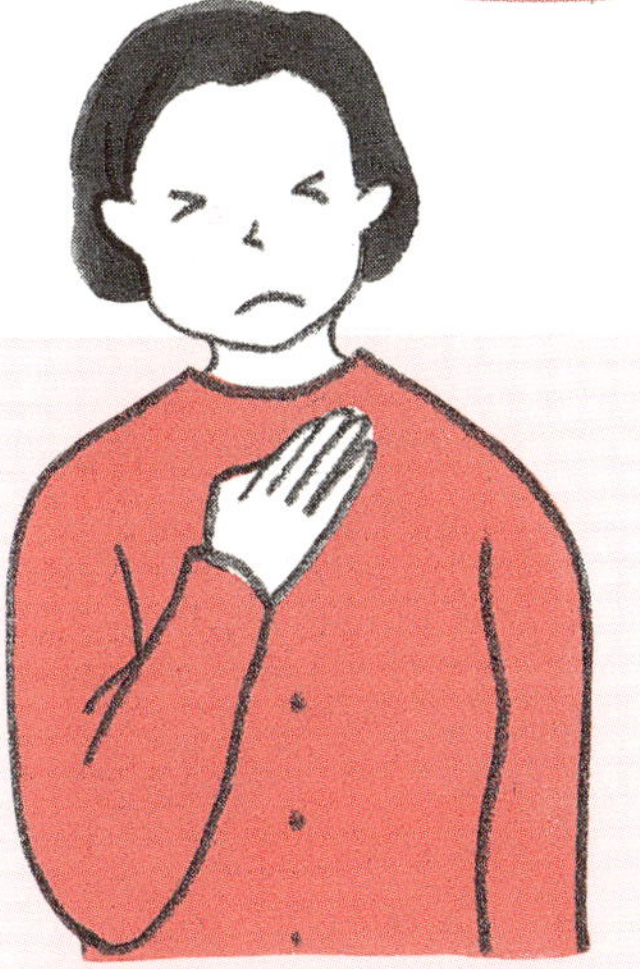

本人の期待に応えようとすると、周囲の人が疲れてしまいます。

COLUMN

「育て直し」など不可能。新たな出発のほうが実りが多い

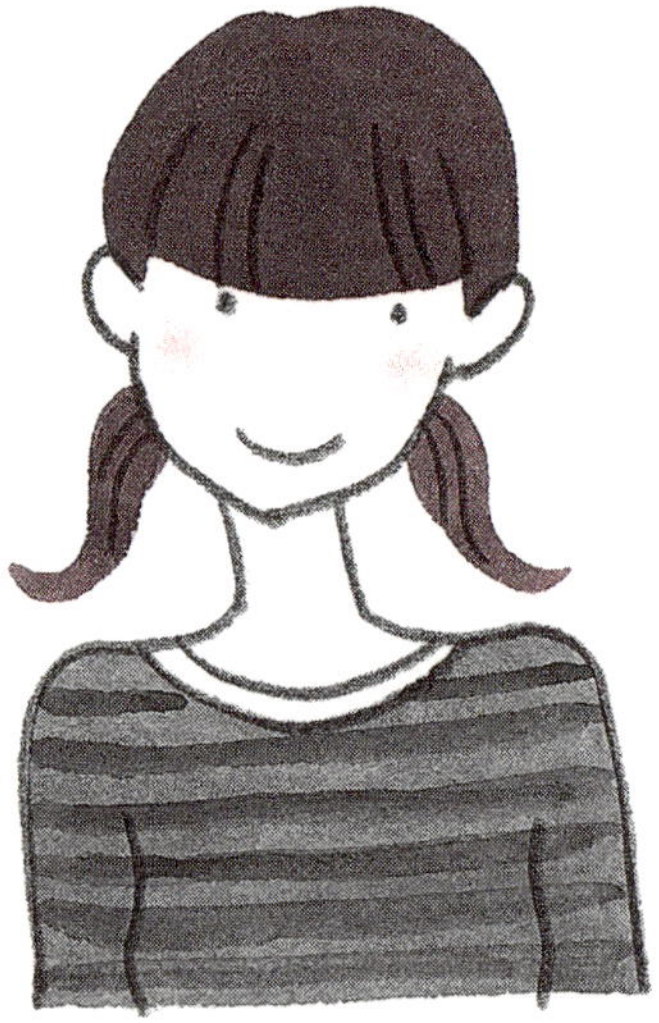

パーソナリティの発達には、周囲の接し方と、本人の受け止め方の両方が関係します。育て方だけに注目するのは、本人のパーソナリティを無視することにもつながります。

リストカットなどの自傷行為と虐待は直結していない

自傷行為は、養育期のつらい体験が関係すると考えられています。しかし、それを短絡的に虐待や養育者の問題ととらえるのは正しくありません。

自傷行為には、さまざまな要因がかかわっています。養育期の体験はそのうちの一つです。自傷行為に対応する際に、必要以上に養育上の問題に焦点を当てることは、プラスになりません。

虐待を疑われるのは、周囲の人、とりわけ家族にとってはつらく、適切に対応する意欲をそいでしまいます。

また、過去にこだわりすぎると、現在の問題に目が向きにくくなるという問題もあります。

先にある時間に目を向ける

幼いころ、私たちはいろいろな経験を通じて、たくましさや強さを身につけていきます。

もし、育っていく過程で何らかの原因でストレスに立ち向かう力が十分に育たなかった場合、それが自傷行為の一因になることも考えられます。

しかし、だからと言って、もう一度過去に戻ることはできません。それよりも、たくましさを身につけるように、本人も周囲の人もおたがいの接し方を見直すことが必要です。これからの時間をよりよくすごせるようにするほうが、実りはずっと多いのです。

3

「私」を取り戻すために本人ができること

リストカットなどの自傷行為に頼らなくてもすむよう、
自分の気持ちを表現したり、コントロールする練習法を紹介します。
毎日、少しずつ、根気よく取り組んでください。

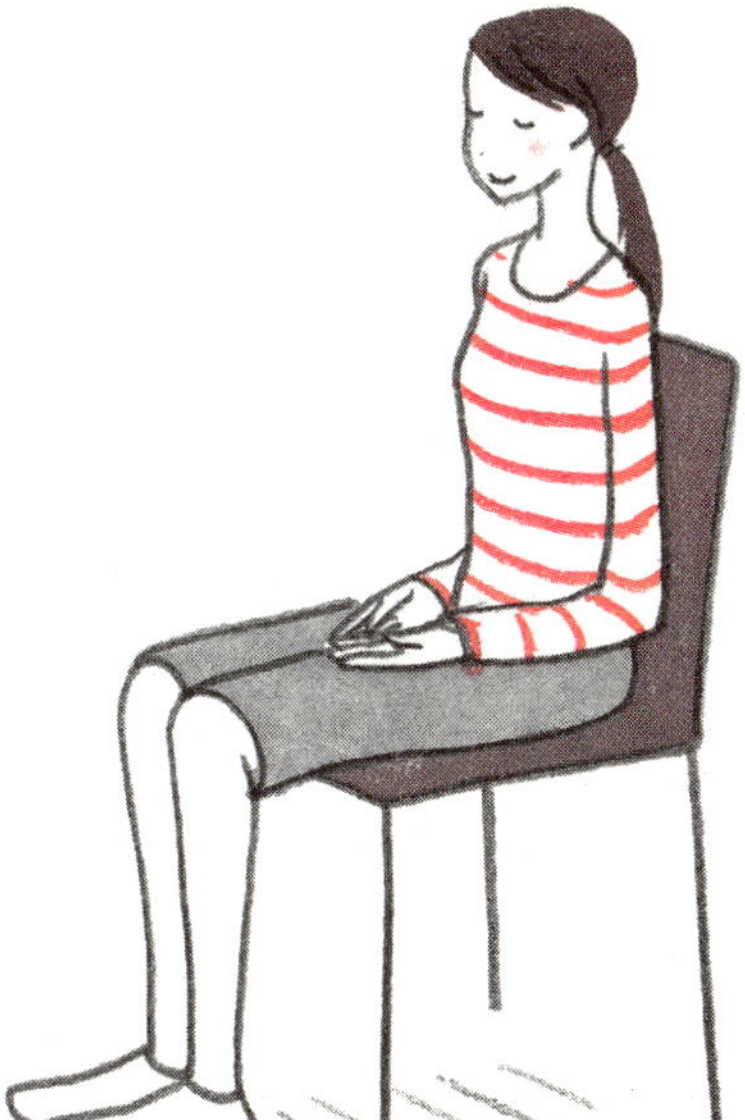

うつ状態から、飲酒、リストカットが始まったBさん（女性）②

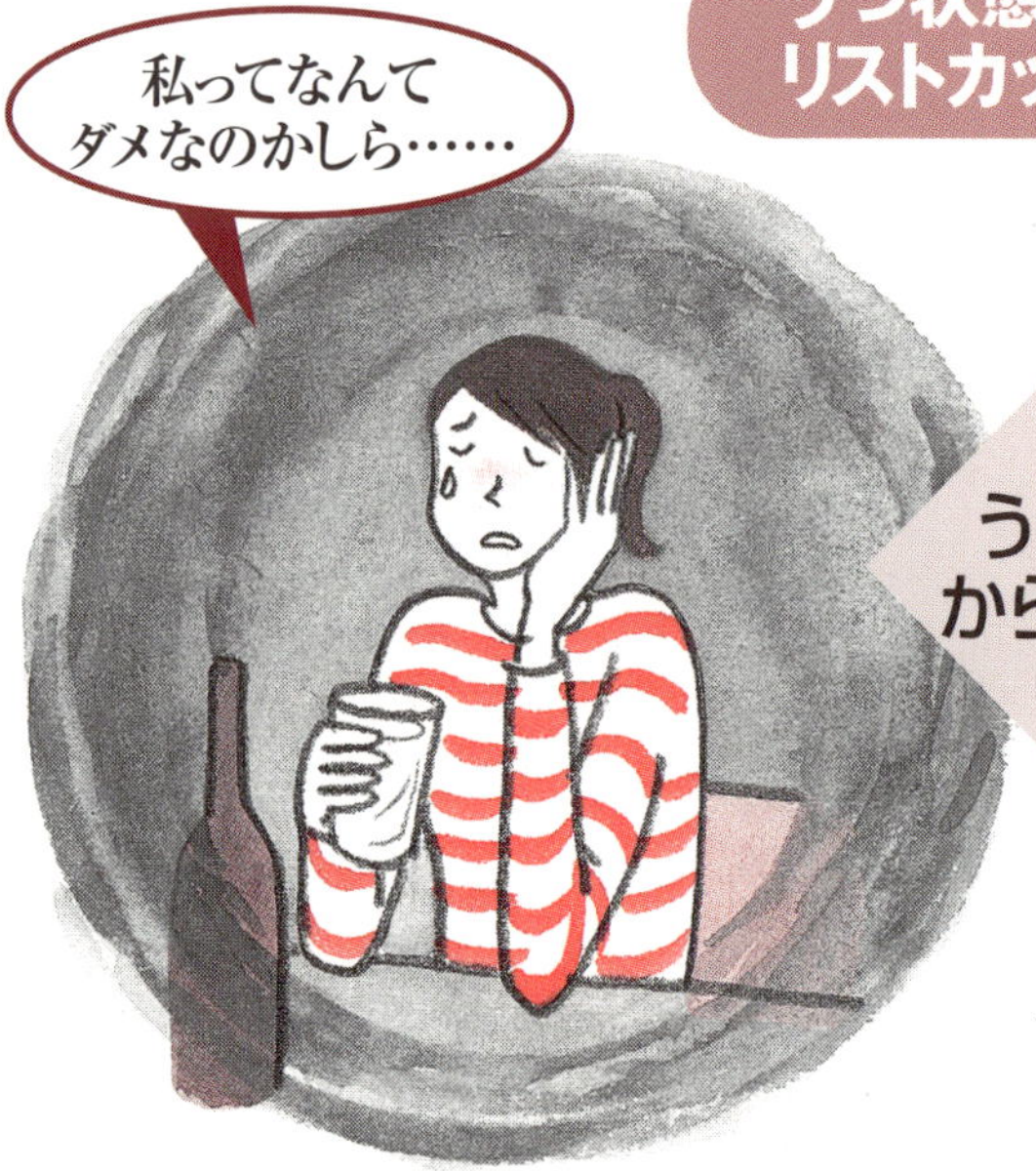

うつ状態から飲酒へ

慣れない育児や家事のストレス、つらさを紛らわすために飲酒を始めます。最初は夜、夫に隠れて飲んでいたのが、徐々に飲酒量が増え、夫もBさんの異変に気づきます。

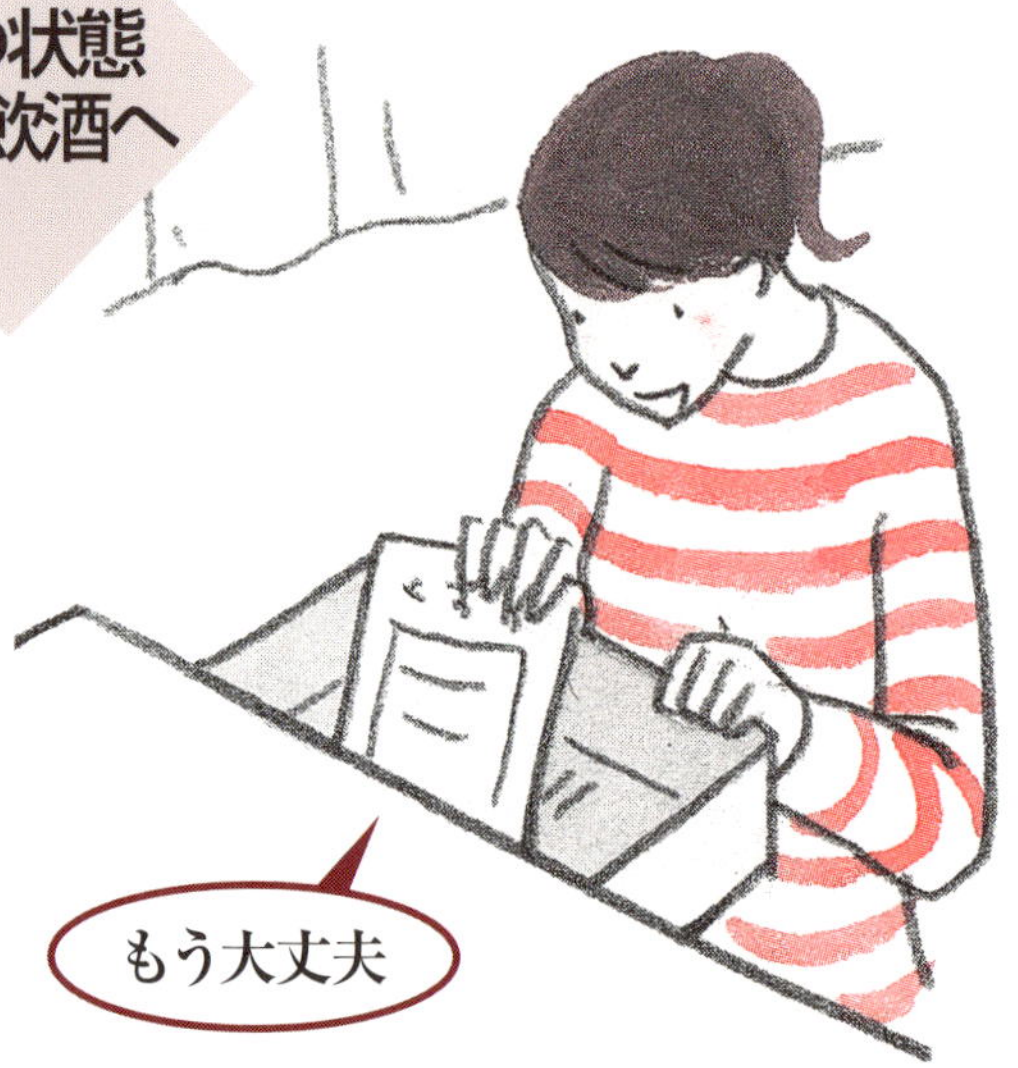

夫の母親に家事を手伝ってもらっていることへの気兼ねもあり、回復の兆しが見えたところで、うつ病の治療を打ち切ってしまいます。

うつ状態と診断されて、抗うつ薬による治療を受けるが中断

日々うつうつと過ごしていたBさんは、精神科を受診します。「うつ状態」という診断を受け、抗うつ薬による治療を始めました。

そのころは無気力感にさいなまれて育児や家事ができなくなり、夫の母親の援助を受ける状態でした。それでも、うつ病の治療を続けるうちに、徐々に意欲や活動力が回復していきました。

一年ほど治療を続けたあと、そこそこに家事ができる状態まで回復したため、自己判断で薬をやめてしまいます。

ところが一方で、このころから母親を失ったさみしさや、家事が十分できない自分のふがいなさを紛らわすために、お酒を飲むようになりました。

Bさんはもともとお酒が好きなほうではなかったのですが、徐々に飲酒量は増えていきました。

断酒の失敗と夫の無理解

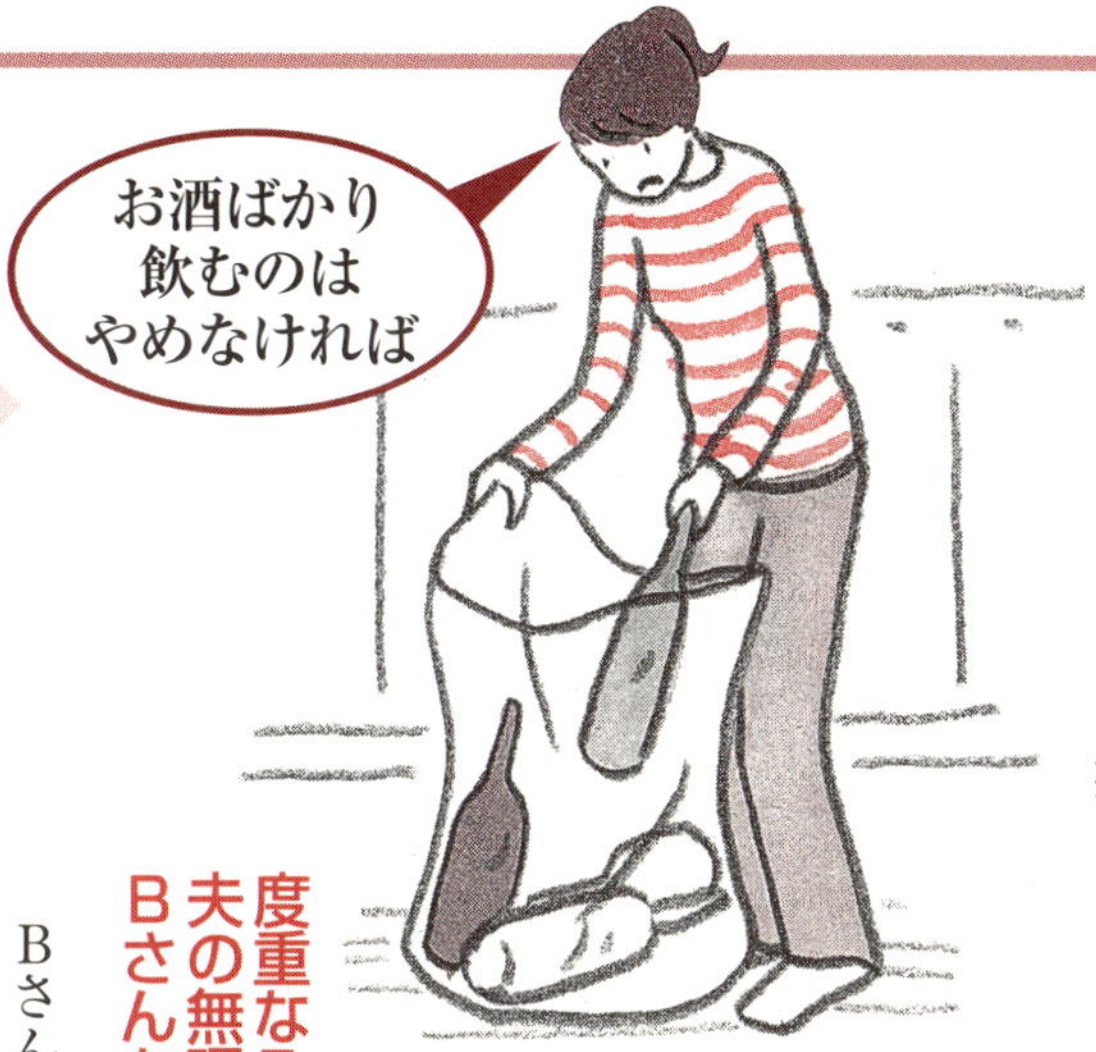
お酒ばかり
飲むのは
やめなければ

時々、お酒をやめるために、お酒を捨てるなどしていましたが、なかなかうまくいきません。

夫はBさんがなかなかお酒をやめないことへの怒りや、自分の心配をBさんが理解していないといういらだちから、乱暴な行動が増えていきました。

度重なる断酒の失敗と夫の無理解がBさんを追いつめた

Bさん自身にも「これではだめだ」という思いがあり、何度か自分で断酒を試みましたが、すぐに飲酒を再開してしまいました。

最初はBさんを心配し、断酒を勧めていた夫も、なかなかお酒をやめられないBさんに次第にいらだちをつのらせ、夫婦仲も悪化しました。

夫はBさんに飲酒をやめさせようと暴力をふるい、それがさらにBさんを飲酒に追いやるという悪循環が生じていました。

リストカットを起こすようになった背景には、これらの強いストレスと、飲酒量がコントロールできなくなったことがあったのです。

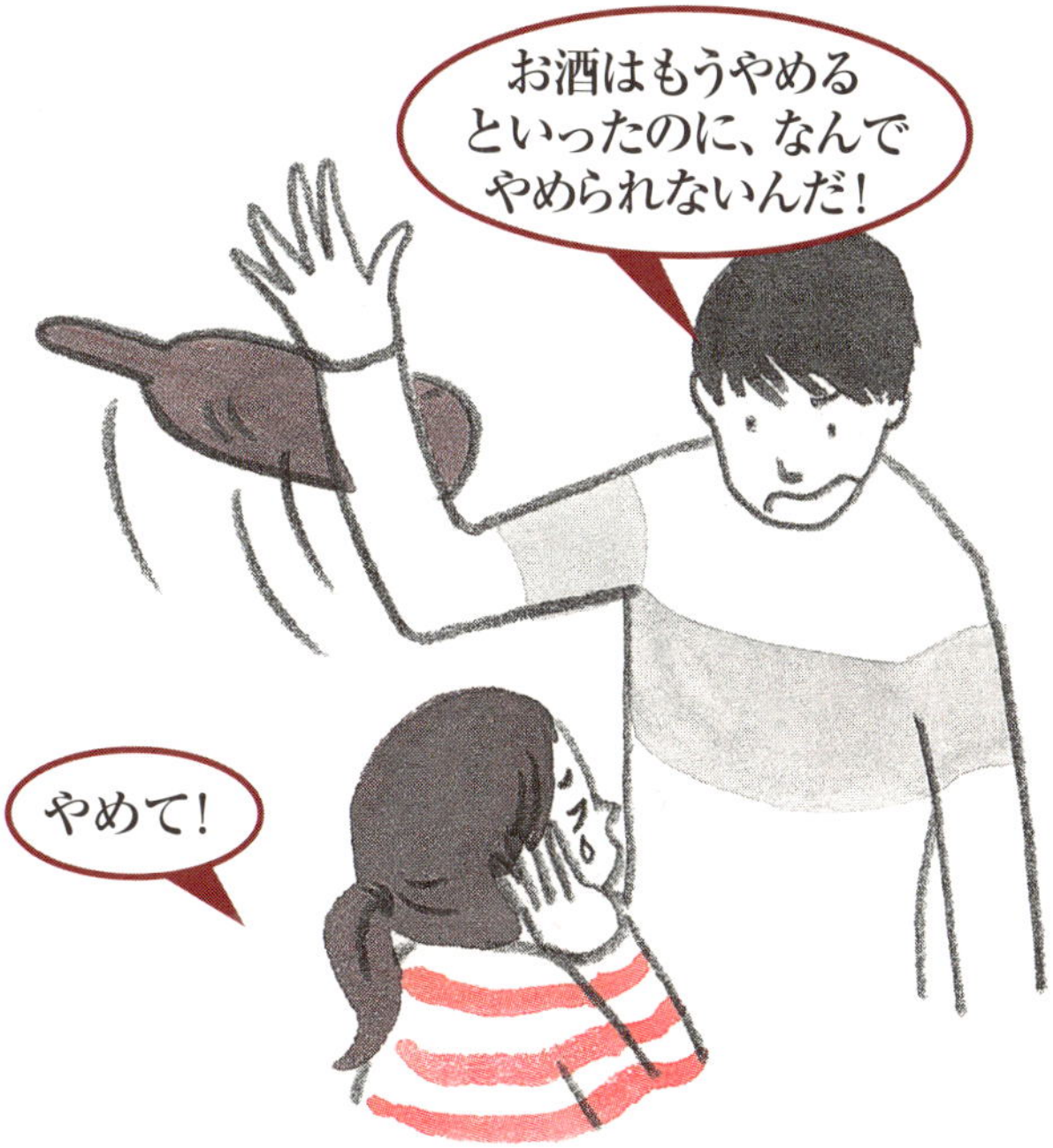
お酒はもうやめる
といったのに、なんで
やめられないんだ!
やめて!

夫が自分の苦しさをわかっていないと感じると、Bさんはさらにお酒を飲んで気持ちを紛らわせました。

←P72へ続く

「そのとき」をふり返る

根底にある自分の問題に目を向ける

リストカットなどの自傷行為の起こる背景を知ることは、その行為を誘発する環境や要因を取り除くことにつながる大切な情報です。

きっかけは?

◆友達とけんかした

◆親に注意されて、気持ちをわかってもらえていないと思った

相手には自分を傷つけるつもりがなくても、何気ない一言が、強い不安や絶望をもたらすことがあります。

どうすればよかった?

●もっと相手の話をよく聞けばよかったのでは

●もっと自分の気持ちをしっかり伝えられればよかったのでは

現実的な対処法を考えるとともに、なぜそれができなかったのかを、自分自身で考えられるようになることを目指します。

考えることが対処の始まり

自分の行動の理由を知るためには、そのとき、何を考えたか、どう感じたかをふり返ります。

そのときの気分は?

◆悲しい

◆くやしい

◆怒り

◆あせり

そのときに自分の中にあった気持ちをふり返ります。

どうすればよかった?

●その気持ちを相手に言葉で伝えたほうがよかったのでは

●がまんすることはできなかったか

●ほかの解決法を思いついていたら、気持ちは弱まったのでは

気持ちを鎮める方法、そらす方法、冷静になる方法などを考えます。

自分の行動をふり返るのは、自分だけではむずかしいもの。治療スタッフや周囲の人と話しつつ、自分で、リストカットの代わりとなる行動パターンや、緊張を和らげる方法を身につけていきましょう。

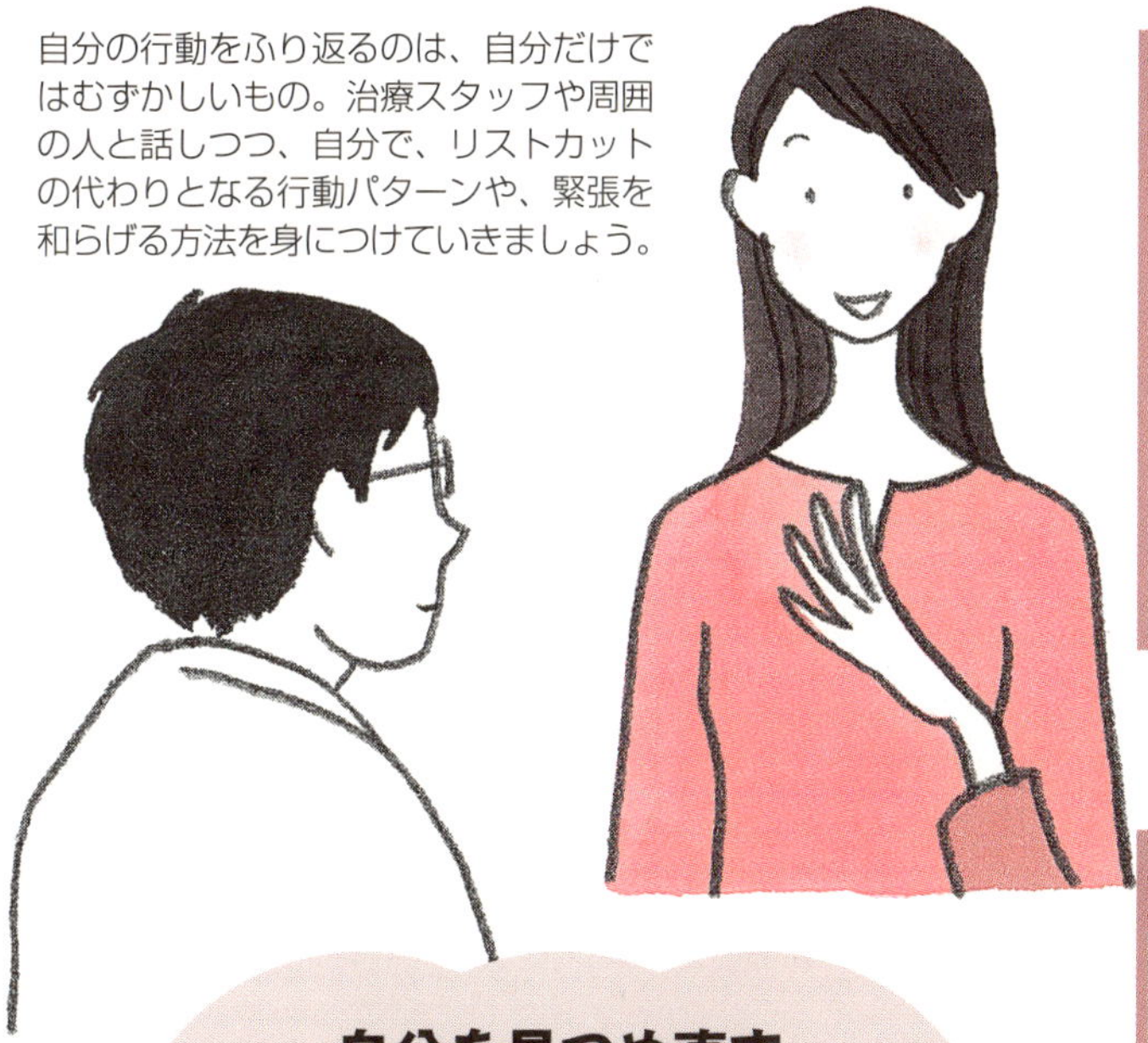

傷つけた後はどうだった?

◆安心した

◆すぐに空しくなった

傷つけた後に感じられる安堵感、一瞬の解放感にも目を向けましょう。その感覚がどのくらい持続したか、それが傷つけることのデメリットを本当に上回るのかも見直します。

どうすればよかった?

●そのときは楽になるが、そのあとの周囲との関係がかえって悪化するのでは

●それより楽な方法はないか

自傷行為のメリットを、視野を広げて分析すると、傷つけること以外の方法へ目が向きやすくなります。

自分を見つめ直すきっかけとなる

このように、傷つけるときを細かにふり返ると、一瞬で過ぎ去っていく気持ちや行動パターンを自分で見つめ直し、別の行動をとる練習につながります。

すぐにできなくてもかまわない

自傷行為を克服するためには、本人が「なぜ傷つけるか」をしっかりと見つめ直す必要があります。

これは決して簡単なことではありません。自分自身を本当に理解している人などめったにいませんし、すぐにできるようなら、そもそも自傷行為には至りません。

自分を見つめ直す作業に取り組もうとすること自体が、大きな変化なのですから、あせらず、あきらめずに取り組みましょう。

医師や家族、友人の助けを借りる

自分を見つめ直す作業は、自分一人ではなかなかうまく進まないものです。周囲の人との関係を見直しながら、また、専門家の援助を受けながら、少しずつ進めていきましょう。

人との対話で、自分自身が見えてくることもあります。

対処法
①

リストカットなどの自傷行為の代わりになるものを見つける

リストカットなどの自傷行為以外に問題を解く方法を身につければ、おのずとその行為の回数は減ってきます。そうした方法には、自分で体得できるものがたくさんあります。

一時的に、代替技法や発散的な行動で対処する

練習を始めてすぐの時期、ほかの方法が軌道に乗るまで一時的に代替技法で対処するなら、効果が期待できます。しかし、これらはあくまでも自傷行為に似た行為で、根本的な解決にはつながりません。

ほかの方法に移行するまでの「短期間のつなぎ」として活用する

ほかの対処法を並行する

60ページから紹介する、前向きな対処法も、必ず並行してとりいれましょう。

長く続けない

ほかの方法が軌道に乗ってきたら、代替技法を行う回数を減らすように意識しましょう。

コントロールする感覚にこそ注意を払う

方法そのものよりも、「傷つけるのをがまんした」「自分で行動を選んで決めた」という感覚に注目しましょう。

発散的な行動で気を紛らわせる

- 大声で叫ぶ
- 紙を破いたり、やわらかいものをたたく
- 紙になぐり書きをするなど

代替技法

- 皮膚を赤く塗ったり、模様を描く
- 輪ゴムで皮膚をはじいたりする

手首に血や傷跡を描きいれたり、氷などを皮膚にあてて皮膚を刺激したりして、切る代わりにします。

すぐにできるが、あまり長くは続けないほうがよい

マスターするのに時間がかかるが、効果が高い

段階を踏んで取り組む

自分でできる対処法には、すぐできるものから、練習を積んで徐々に身につけていくものまで、たくさんの方法があります。

自分に合った方法を選んで、いくつか並行して続けていくとよいでしょう。

認知療法

●思い込みや思考パターンに気づく

知らず知らずのうちに現れる思い込みを見つけ、別の考え方がないか探っていきます。医療機関でプログラムとしておこなわれるのが一般的ですが、自分で工夫しておこなうこともできます（→P82）。

自分の健康や体について見直す

●体と気持ちをリラックスさせる
●自分の体のイメージを正す

自傷行為をする人は、自分の体を大切に感じられなかったり、痛みや体の不調に関心を払わない傾向があります。体の声に耳を傾ける習慣をつけ、自分を傷つける気持ちを遠ざける効果を狙います。

リラックス効果を兼ねた方法で、気を紛らわせる習慣をつけます（→P58）。

気持ちを安定させて息抜きする

「代わり」のテクニックを練習する

自傷行為が、たとえ一瞬でも問題解決に結びついている限り、やめるのはむずかしいものです。

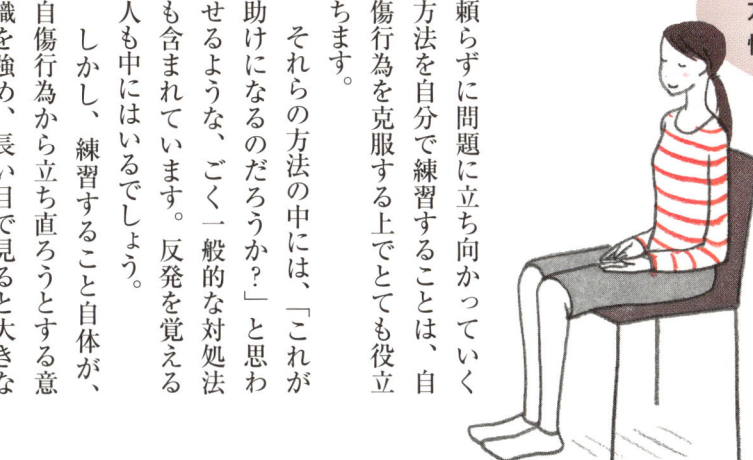

そこで周囲の人とのかかわり合いや治療と並行して、自傷行為に頼らずに問題に立ち向かっていく方法を自分で練習することは、自傷行為を克服する上でとても役立ちます。

それらの方法の中には、「これが助けになるのだろうか？」と思わせるような、ごく一般的な対処法も含まれています。反発を覚える人も中にはいるでしょう。

しかし、練習すること自体が、自傷行為から立ち直ろうとする意識を強め、長い目で見ると大きな力になるのです。

対処法
②

とっさにできる息抜き法を用意する

「傷つけたい気持ち」が強くなったときに、すぐにできる息抜き法は強い味方です。自分に合った方法を見つけ、練習するうちに、リラックス効果も高まります。

多角的に取り組む

リストカットなどの自傷行為に立ち向かう時には、周囲の人との関係を見直し、治療を続けながら、自分自身のありようとも向き合うなど、多角的な取り組みが必要です。

ただ、だれかといっしょにいる時間よりも、一人で過ごす時間は意外と長いものです。一人の時間をどう過ごすかが重要なのです。

周囲の人とのかかわり合い

周囲の人に自分の気持ちをどのように伝え、理解してもらうか、どうすれば周囲の人に依存せずに距離を保って向き合えるかを少しずつ学んでいきます。

自分自身について考える

（→P46）

自分だけで、自分について考える作業は、孤独で時につらいものです。不安や孤独、絶望が高まった時に、立ち向かうだけではなく、ほかのことで気を紛らわせたり、緊張を緩める方法を身につけることは、「逃げる」こととは違う、実践的な対処法です。

（→第4章）

一人の時間をどのように過ごすかが、人とのかかわり方にも関係してきます。

専門家による対応・治療

自分自身を見直す方法や、人との付き合い方を学ぶのを手伝ってもらいます。

気を紛らわす、息を抜く方法を考える

気を紛らわす、息を抜くといっても、気持ちが緊張しているときには、なかなか思いつきません。

すぐできる手軽な方法と、少し手間がかかっても好きなことをじっくりできる方法を、いくつか決めておくと安心できるでしょう。

すぐにできる気紛らわし

選択肢が多い

手軽である

費用があまりかからない

- テレビを見る
- 掃除をする
- ゲームをする
- 本を読む
- 編み物やパズル、クイズなど、趣味のことをする

手軽ですぐに気持ちを切り替えられる反面、リラックス効果はやや低い場合もあります。

リラックス効果も期待できる息抜き法

- 音楽を聴いたり楽器を演奏する
- 絵をかいたり、絵画を鑑賞する
- 体を動かす、散歩に行く

リラックス効果は高いが、道具が必要だったり、時間帯や場所によっては実行がむずかしい場合も。

状況を選ぶ

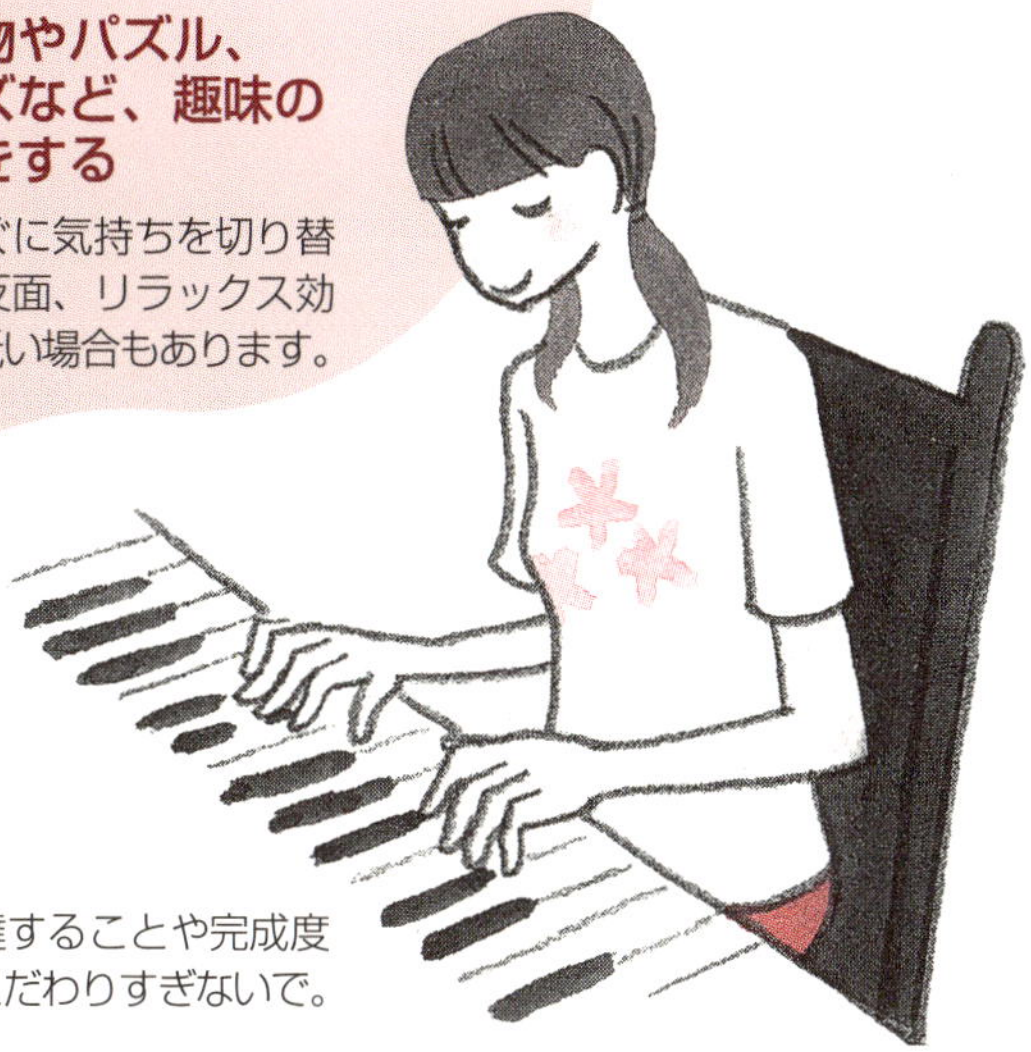

上達することや完成度にこだわりすぎないで。

一人の時の過ごし方を見直す

自傷行為に立ち向かっていく道のりは、「傷つけたい気持ち」と「コントロールしようとする気持ち」のせめぎ合いです。しかし、自分を傷つけたい気持ちが強くなってきたときに、いつでも人に助けを求められるとは限りません。

そこで、自傷行為に立ち向かう時には、「一人でできる息抜き法」をいくつか用意しておくと役立ちます。

自分を助けるテクニックを身につける

息抜き法は、「いつでも」できるものを選びましょう。たとえば、「温泉に行ってゆっくりする」のは、リラックス法としてはすぐれていますが、いつでもできるわけではありません。

時と場合によらず、何らかの方法を選べるように、いくつか自分に向いた方法をあらかじめピックアップしておきましょう。

対処法
③

体と心をリラックスさせる

体をリラックスさせることは、気持ちの緊張を解く効果もあります。特に、呼吸法はリラクゼーションの基本です。毎日少しずつでも練習し、自然にできるようにしましょう。

リラックス法を知っておく

手軽で、しかもどこででもできるリラックス法を紹介しましょう。

●ストレッチをする

関節をゆっくり、じっくり伸ばすと、体の緊張が抜け、リラックスできます。数回ずつ、いろいろな関節を動かしましょう。座っている時なら、首をゆっくり回したり、腕のストレッチだけでもかまいません。

両手を頭の上で組んでぐっと上に引き上げ、首から背筋、ふとももまでしっかりと伸ばします。

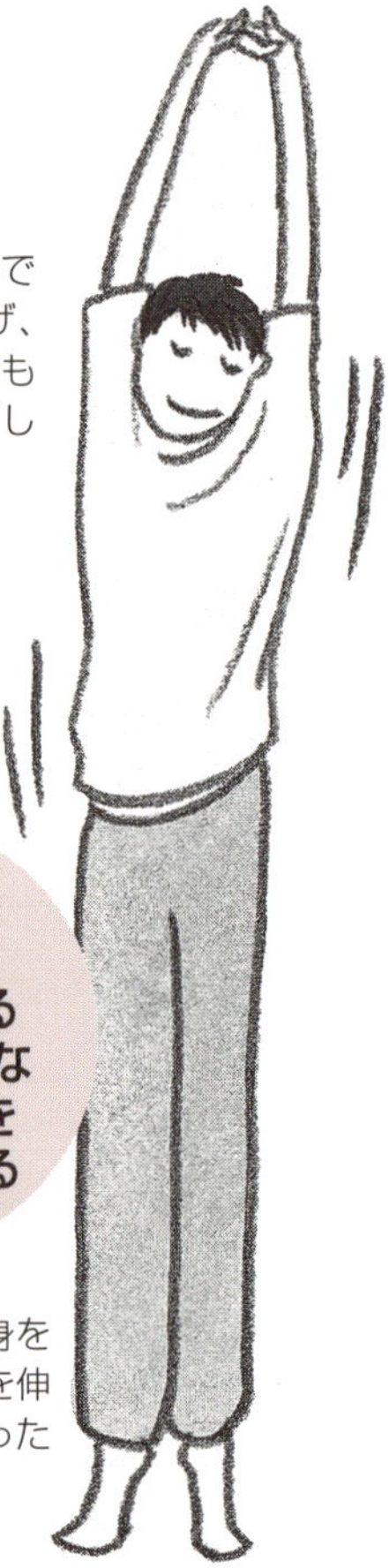

ゆっくりと上半身を横に傾けて体側を伸ばしたり、ひねったりするのもOK。

片方の腕を前に伸ばし、手の平を向こうに向けて立てます。反対の手で指をもって、手前に引きます。

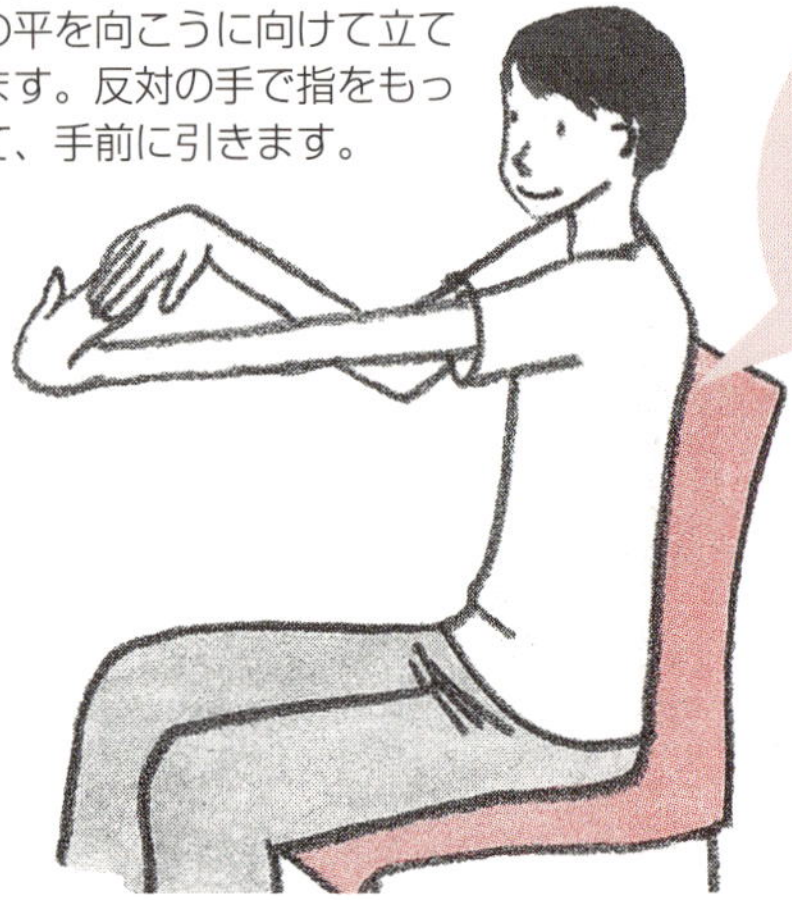

関節を伸ばしたり、筋肉を緩める感覚が、不快な感情から気をそらしてくれる

●心地よいイメージに浸る

ゆっくりと呼吸を整えて目を閉じ、「海辺でのんびり」「森林浴」など、自分がリラックスできる風景を1つ思い浮かべます。

時間は15分ほどを目安にしましょう。初めのうちはなかなかリラックスを実感できないかもしれません。その場合もズルズルと続けずに、15分で切りあげましょう。

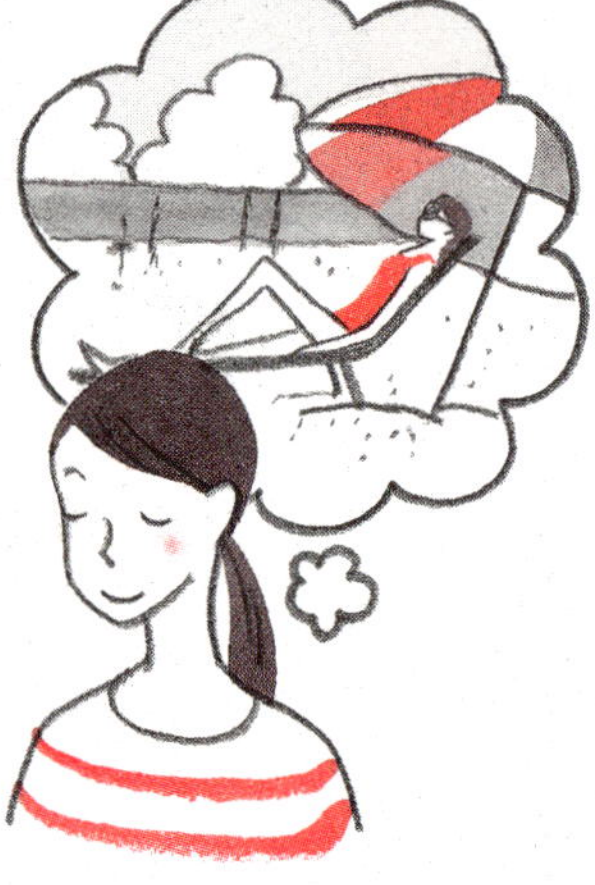

リラックス呼吸法・腹式呼吸をマスター

ゆっくりと深く腹式呼吸をすると、心拍数が下がって緊張が緩まり、気持ちを安定させる効果があります。

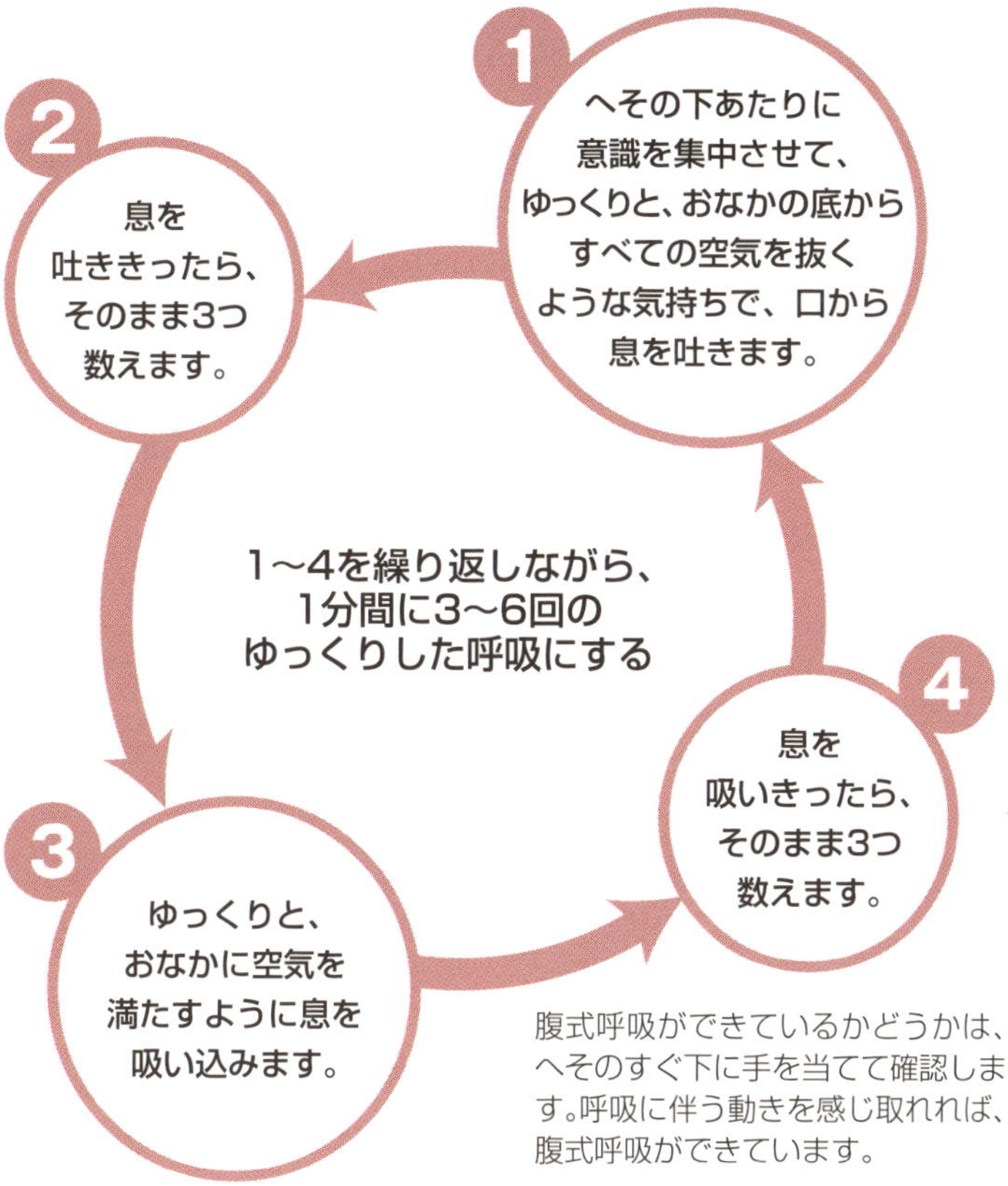
1
へその下あたりに意識を集中させて、ゆっくりと、おなかの底からすべての空気を抜くような気持ちで、口から息を吐きます。
2
息を吐ききったら、そのまま3つ数えます。
3
ゆっくりと、おなかに空気を満たすように息を吸い込みます。
4
息を吸いきったら、そのまま3つ数えます。
1〜4を繰り返しながら、1分間に3〜6回のゆっくりした呼吸にする
腹式呼吸ができているかどうかは、へそのすぐ下に手を当てて確認します。呼吸に伴う動きを感じ取れれば、腹式呼吸ができています。

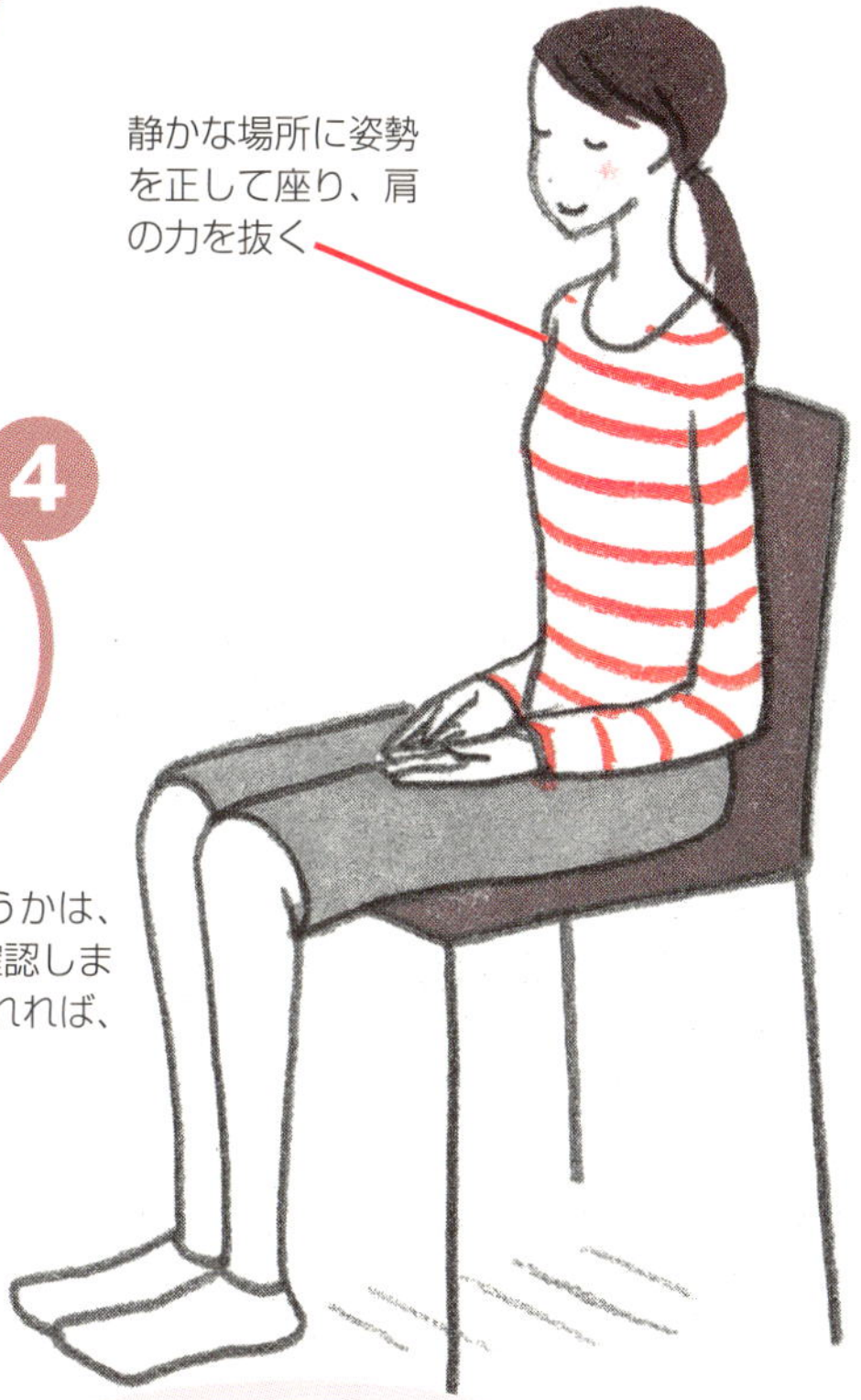
静かな場所に姿勢を正して座り、肩の力を抜く

●心拍数が下がり、心身ともにリラックスできる
●いつでもどこでもできる

呼吸だけで、と疑う人もいますが、呼吸は体の状態と深くかかわる基本的な活動です。効果を実感しやすく、しかも一人でどこででもできるのも、大きなメリットです。

体のリラックスを意識する

心の緊張を解くといってもなかなかピンとこないかもしれません。しかし、心が緊張しているときは、体も緊張しているものです。

まずは、体をリラックスさせることから始めましょう。体の力を抜いて心地よさを実感すれば、心の緊張も緩んでくるものです。

対処法
④

自分の体を大切にする習慣をつける

体を大切にする習慣は、体に傷をつけ、ないがしろにする行動パターンを改めるために大きな効果があります。

体の健康が心を強くする

リストカットなどの自傷行為が周囲に衝撃を与えるのは、「守るべき体をすすんで傷つける」という、通常では考えられない行動であるためです。

これは、本人からすると、「自分の体を守らなければいけない」と感じていないということです。

そこで治療では、自分の体について考え、健康に気を配る習慣をつけるように取り組みます。

また、自分のセクシュアリティ（性のあり方）を受け入れられず、人間関係に問題を抱えている場合があります。セクシュアリティを自分らしさの一部として受け入れる練習も欠かせません。

体のイメージを捉えなおす

自分の体を大切にする習慣をつけたり、自分の意思で体を動かす経験を重ねましょう。自分の体を受け入れ、自分でコントロールする感覚を取り戻します。

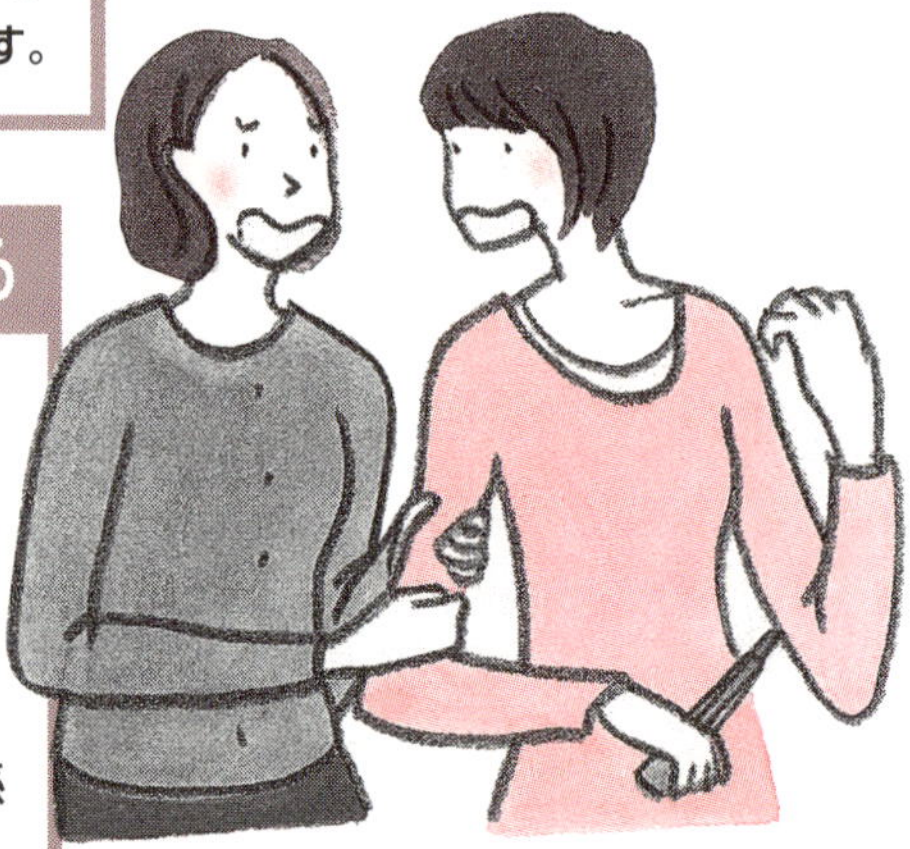

体を大切にする気持ちが乏しく痛みを感じにくいなど、「体のイメージのゆがみ」が自傷行為の根底に隠れています。

自分の健康について考える

- 食事の内容を見直す
- アルコールや嗜好品を控えめにする
- 健康診断を受ける

体を大切にすることを、まず形から実践してみましょう。健康になることで、体への安心感が深まります。

セクシュアリティを考える

- 自分にとっての男らしさ、女らしさを見つめなおす
- 大人になりつつある自分の体を受け入れる

セクシュアリティは、人間関係の積み重ねや、自分自身で受け入れようとする努力によって、少しずつ定まります。

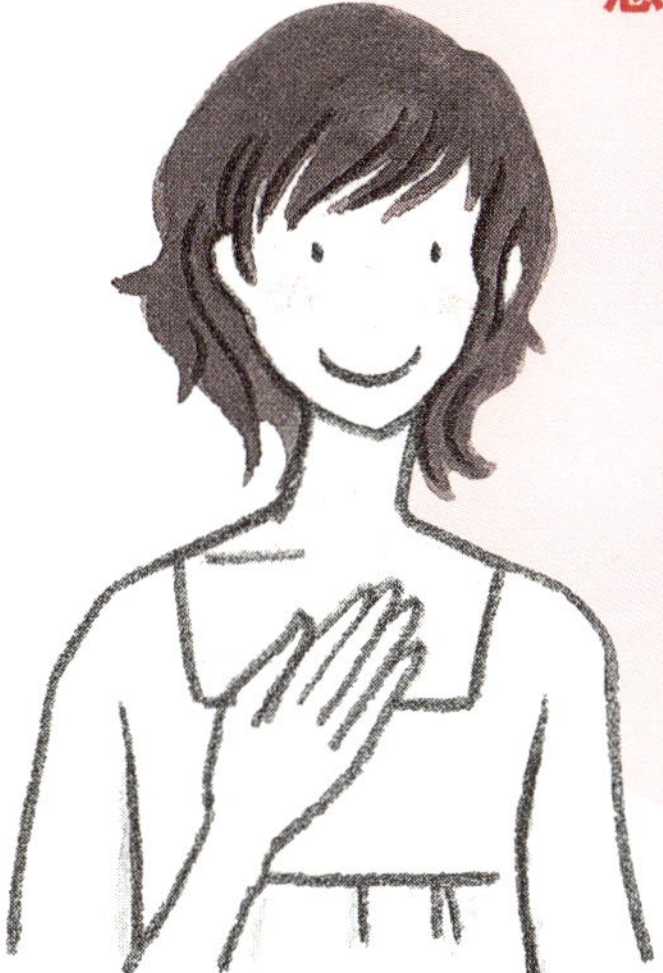

●自分の体や健康を自分でコントロールする感覚を取り戻す

自分の体を守り、管理するのは自分自身であり、自分を大切にできるのは自分しかいないと気づきます。

こうしたコントロール感覚が強くなると、衝動的に自分を傷つけたり、どうなってもかまわないというなげやりな気持ちを、少しずつ抑えられるようになってきます。

●体調に目が向くようになる

健康に気を配ると、おのずと不調に早く気づきます。痛みや不快感を体からのメッセージとして受け取れるようになります。

●おしゃれをする

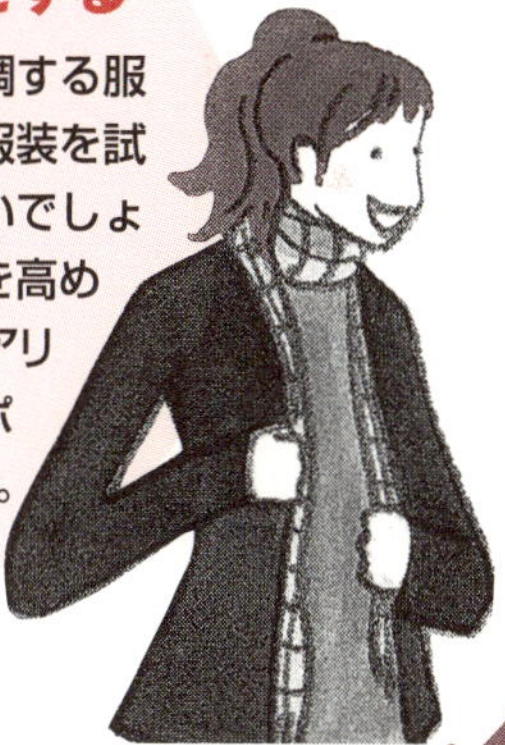

性的特徴を強調する服装や、逆に隠す服装を試してみるのもよいでしょう。身体的魅力を高めるのは、セクシュアリティを確かめるポイントの一つです。

●好きな自分を思い浮かべる

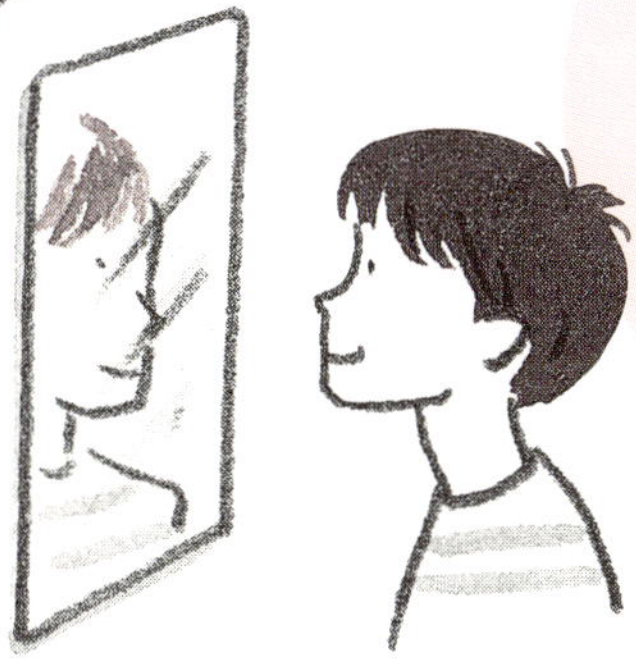

鏡に向かって笑顔をつくったり、自分の体で好きな部分はどこか考えたり。自分の体を好きになりましょう。

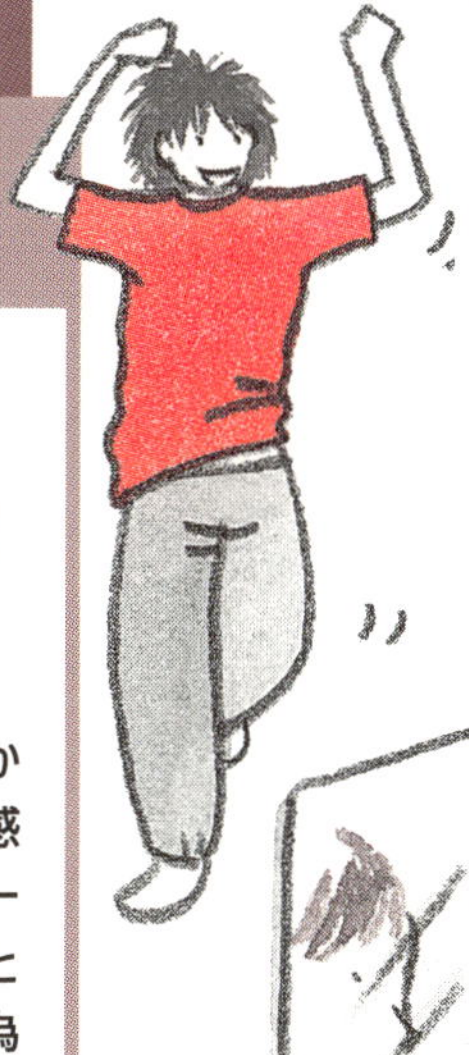

体を使う楽しさ、充足感を味わう

- スポーツやダンスで体を動かす
- ヨガやマッサージなどでリラックスしたり、体を意識して動かす

スポーツやダンスで体を動かした後の気持ちよさや充足感は、体に対するプラスのイメージを強めます。体を動かすことで得られる満足感が、自傷行為の衝動を遠ざけます。

対処法
⑤

言葉を使ったコミュニケーションをとる

言葉で言わないと伝わらないことはたくさんあります。激しい感情も、少しずつでも言葉にかえると、そのぶんリストカットなどの自傷行為へと向かう衝動は和らぐでしょう。

自分に向けて書く

日記や手紙を書くのは、自分の気持ちを言葉にするよい練習になります。言葉にして書くことで、できごとをふり返り、客観的に見られるようになります。

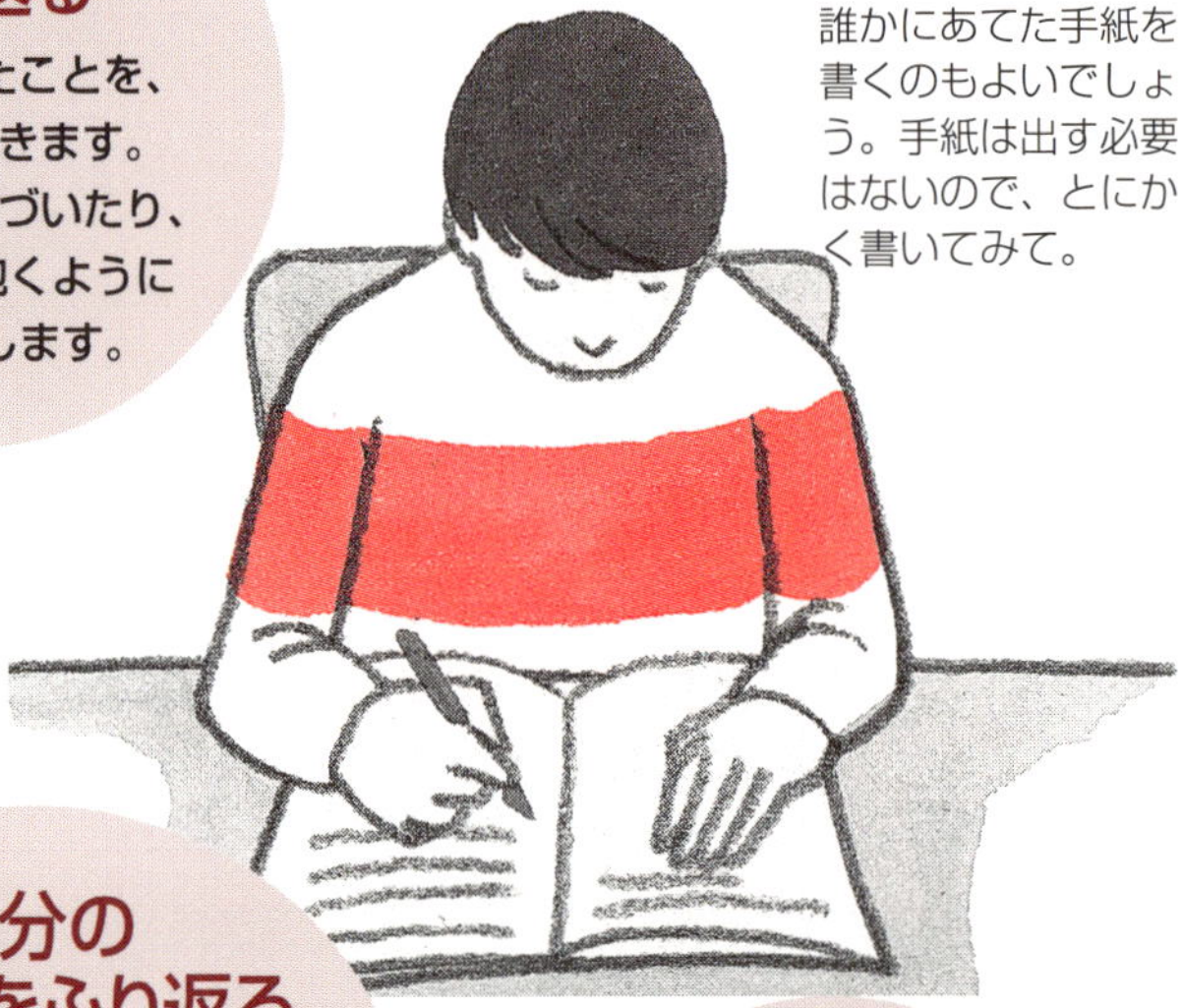

誰かにあてた手紙を書くのもよいでしょう。手紙は出す必要はないので、とにかく書いてみて。

できごとをふり返る

その日あったことを、整理して書きます。新たな面に気づいたり、別の印象を抱くようになったりします。

自分の気持ちをふり返る

書き出していくと、心の中にたまった気持ちが整理されてきます。時には、「この状況で自分はこう思ったけれど、別の対応ができたのではないか」という気づきにもつながります。

ほかの人の行動や言葉をもう一度見直す

ほかの人とのかかわりを、整理しながらふり返ると、その時とは違う面が見えてくることもあります。人の言葉や行動を冷静に受け取る練習にもつながります。

テーマを決めてもよい

書くことで、その印象は強くなります。うしろ向きな気持ちばかりを書き出すと、気持ちを前向きにきりかえるのがむずかしくなります。「成功したこと」「うれしかったこと」など、テーマを決めて書くのもよいでしょう。

行動を言葉に置きかえる

言葉で自分の気持ちを表すのは、最初はとてもむずかしいかもしれません。まずは、日記をつけることから始めるとよいでしょう。

自分の気持ちを整理するだけでなく、ほかの人の言動をふり返って、冷静に考えるきっかけとなる可能性があります。

失敗しても気にしすぎない

人との会話は、自分だけでコントロールできるものではありません。自分の意図とはちがうように受け止められてしまったり、別の方向に話が進んでしまうこともしばしばです。

こうしたつまずきがあると、次に踏み出すのに勇気がいるかもしれません。しかし、人とかかわり、時にぶつかってこそ、安定した人間関係を築けるようになっていきます。あせらず、気にしすぎないようにしましょう。

自分と、周りの人とのコミュニケーションを見直す

周囲の人との接し方を見直して具体的な問題点を見つけ、コミュニケーションの練習を始めることが効果的な場合があります。

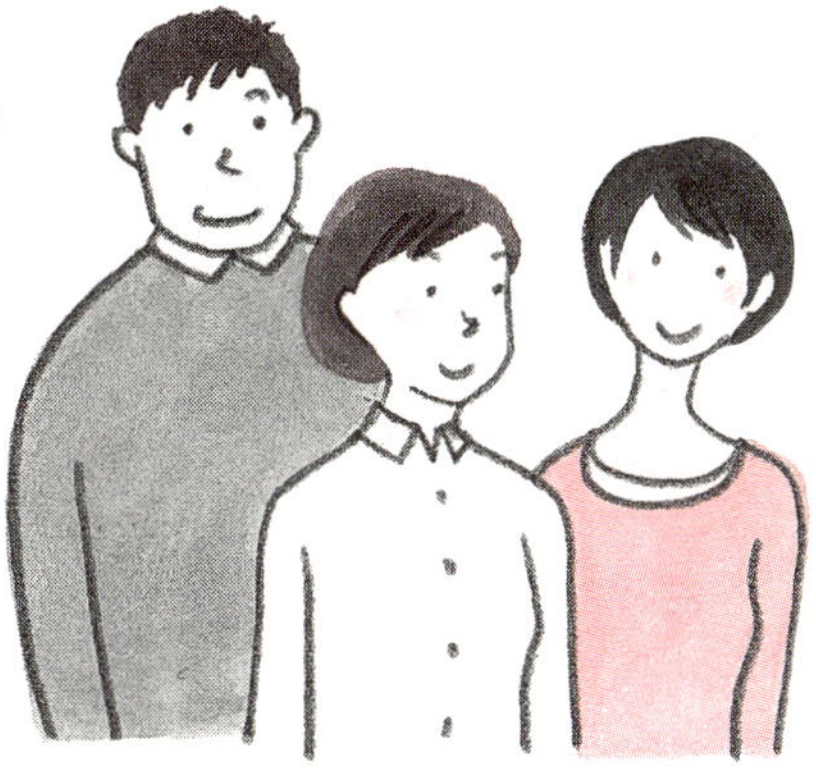

コミュニケーションの練習をする時は、相手の協力も欠かせません。つらい時は皮肉屋の友人への連絡は避けることも必要。

家族と口をきかない

↓

あいさつから始める

あいさつは最も簡単で、そして大切なコミュニケーションです。周囲との関係が悪化していて、話す機会が少なくなっている場合は、あいさつから始めましょう。

口を開けばけんかばかり

↓

そうでないときのことを思い出す

けんかにはなにがしかの原因があるはずです。その原因を見直すとともに、「けんかにならないときはどこが違うのか」も考えてみましょう。

イライラすると行動に表してしまう

↓

気持ちを言葉で伝える

イライラの原因を言葉で伝えましょう。行動で表されても、周囲には原因がわかりにくく、適切な対応がとれません。言葉にすることで、おたがいに突破口が開けます。

「私」を取り戻す

「傷つけないつらさ」を超え、自分らしい行動を選び取る

リストカットなどの自傷行為は、自分で考えて選び取った「自分らしい行動」とは言えません。自分なりに考え、「自分らしい」「私にふさわしい」解決法を見つけることが回復に通じるのです。

「傷つけないつらさ」が次のステップにつながる

自傷行為には、苦しさから解放されたい、生きている実感が欲しいという叫びが隠されています。自分を傷つける行為でありながら、そこには生きるための望みも込められているのです。

このような状態を整理し、ほかの解決方法を身につけるまで、気持ちはすぐには解決されません。時に、リストカットをする以上につらい場合もあるでしょう。

しかし、時間をかけて考え、自分なりに選び取った行動は、自分らしさの一部となります。たとえ直接の解決には結びつかなくても、考えてみようとする姿勢、考える時間が確かな自分をつくるのです。

苦しさを恐れない

同じ状況に直面しても、その受け止め方は人によって違います。物事をどのように受け止め、どのように対処していくかがその人「らしさ」です。

すぐに答えが出なくてもかまわない

いつでもどこでも、ベストの答えが出せる人などいません。その時に完全に解決できることよりも、努力を続けられるかどうかが重要です。

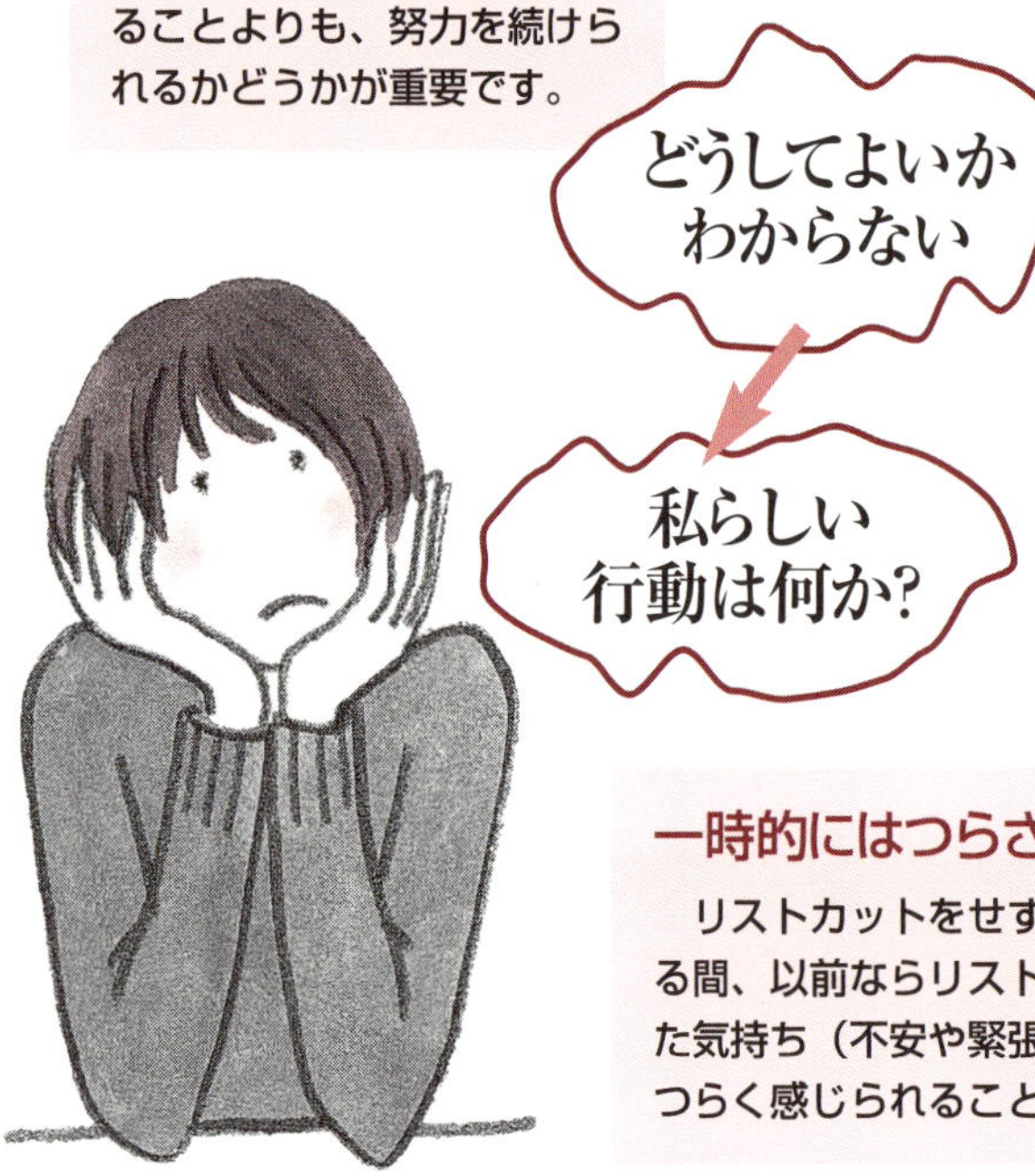
どうしてよいかわからない
私らしい行動は何か?

緊張が高まり、とっさにどうしてよいかわからなくなったりすることはめずらしくありません。

衝動的な行動に走らず、踏みとどまってどうすればよいかを考えることが私らしさへの第一歩となります。

一時的にはつらさが増すことも

リストカットをせずに、ほかの方法を考える間、以前ならリストカットで解決できていた気持ち（不安や緊張など）が持続し、よりつらく感じられることが少なくありません。

他者との交流を恐れない、あきらめない

ほかの人との交流は、自分らしさをつくる上で欠かせない要素です。

他者との交流を通じてできる「自分らしさ」

他者との交流、会話は自分の思い通りにはなりません。たとえ自分が意図したとおりにならなくても、そのときの対応の仕方も、大切な「自分らしさ」です。また、他者というフィルターを通じて知る自分のイメージと、自分で持っている自分のイメージが異なる場合があります。

いろいろな自分に気づき、受け入れていく

「そんなこと言うなんてあなたらしいね」など、人から指摘される「自分らしさ」は、時に自分の持っているイメージとは異なる場合があります。人が自分に対して抱いているイメージを知り、それを考えることもまた、自分らしさをつくる糧《かて》となります。

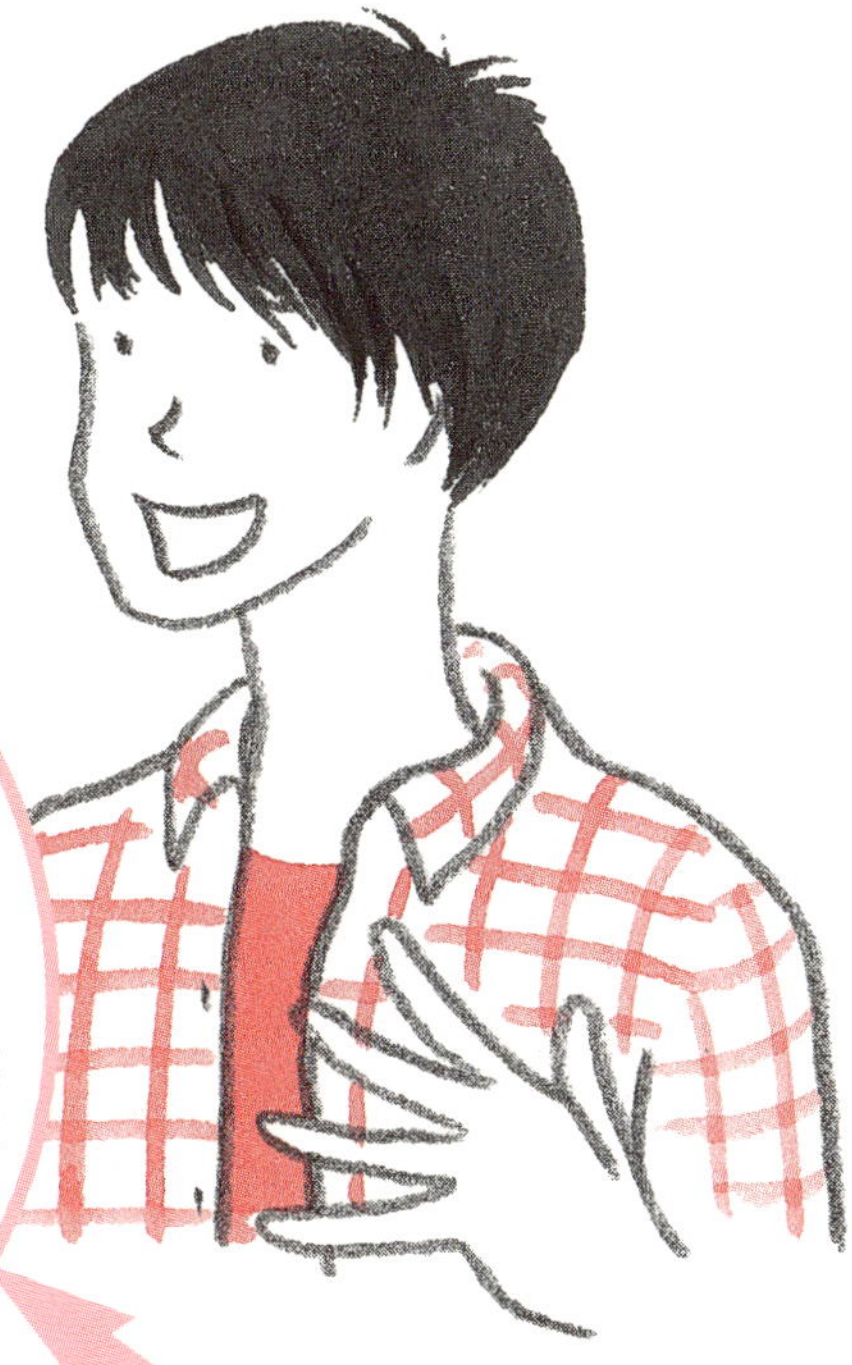

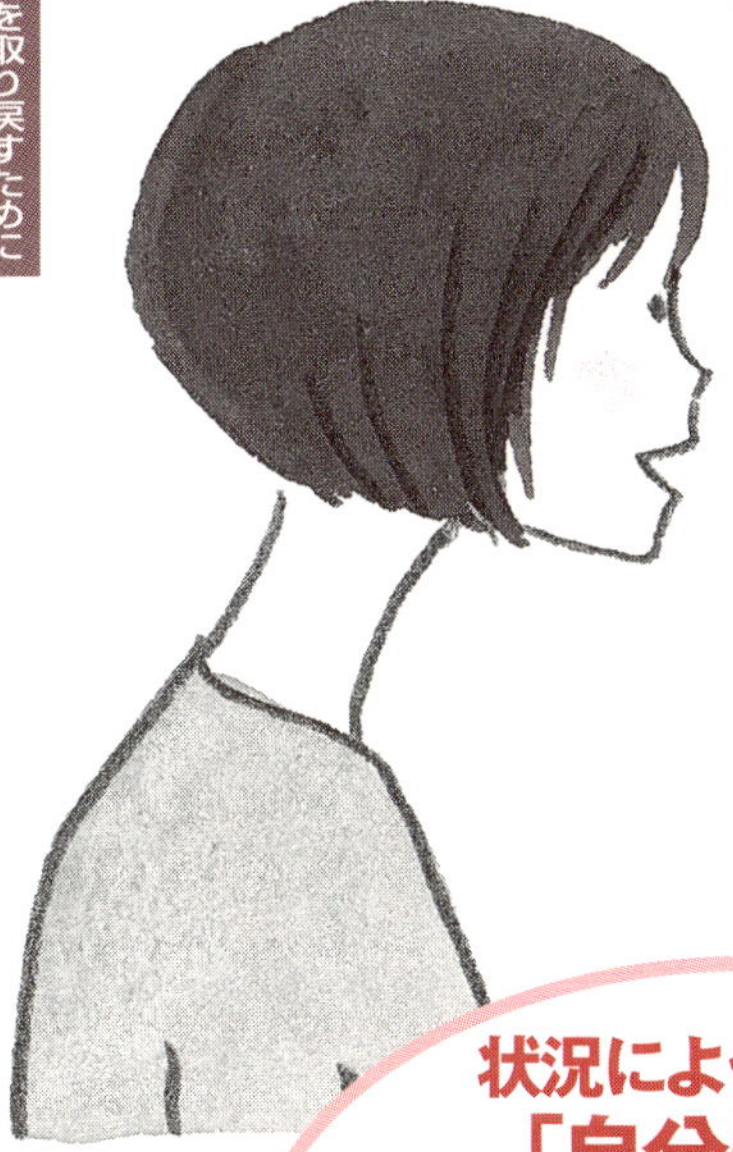

状況によって現れる「自分らしさ」

その時々の状況に応じて、人はいろいろ判断して行動を決めています。どのような状況で、どのように反応するか、その判断基準や行動パターンも「自分らしさ」の一部です。

自分の中にある「自分らしさ」

人は、自分はどんな人間か、物のとらえ方や行動パターンなど、だいたいの自分のイメージを持っています。

COLUMN

リストカットを乗り越えたプリンセス－ダイアナ妃のケース

強い孤独感と夫との不和がリストカットを招いた

イギリス王室の前皇太子妃・ダイアナは、テレビのインタビューでリストカットの経験を告白し、大きな話題を呼びました。

ダイアナは、慣れない環境に適応するための苦労やプレッシャー、多忙な公式行事に加え、夫・チャールズ皇太子との不和もあり、強いストレスにさらされていたのです。ダイアナにとって、リストカットは、夫への「助けてほしい」という強烈なメッセージだったと考えられます。

しかし、ダイアナはリストカットを繰り返す一方で、自分の問題に取り組む努力を重ねてもいました。摂食障害の専門家の治療を受けるかたわら、リラクゼーションやアロマテラピーなども積極的に学んでいました。

また、彼女は公式行事の一環で始めたチャリティ活動に自分のするべきことを見出し、徐々に活動の場を広げていきました。

人との出会いから道を切り開いていった

ダイアナの回復への道のりは長く、けっして平坦ではありませんでした。しかし、ダイアナの回復の背景には、周囲の人のサポートを積極的に受け入れる姿勢と、本人のたゆまぬ努力がありました。

支えてくれる人との出会いを大切にし、また、自分の能力に気づき、尊重される経験を持つことが、彼女の回復への大きな力になっていたのです。

ダイアナの回復への道のりは決して特別なものではありません。彼女の回復への道のりは、今なお多くの人を勇気づけてくれるのです。

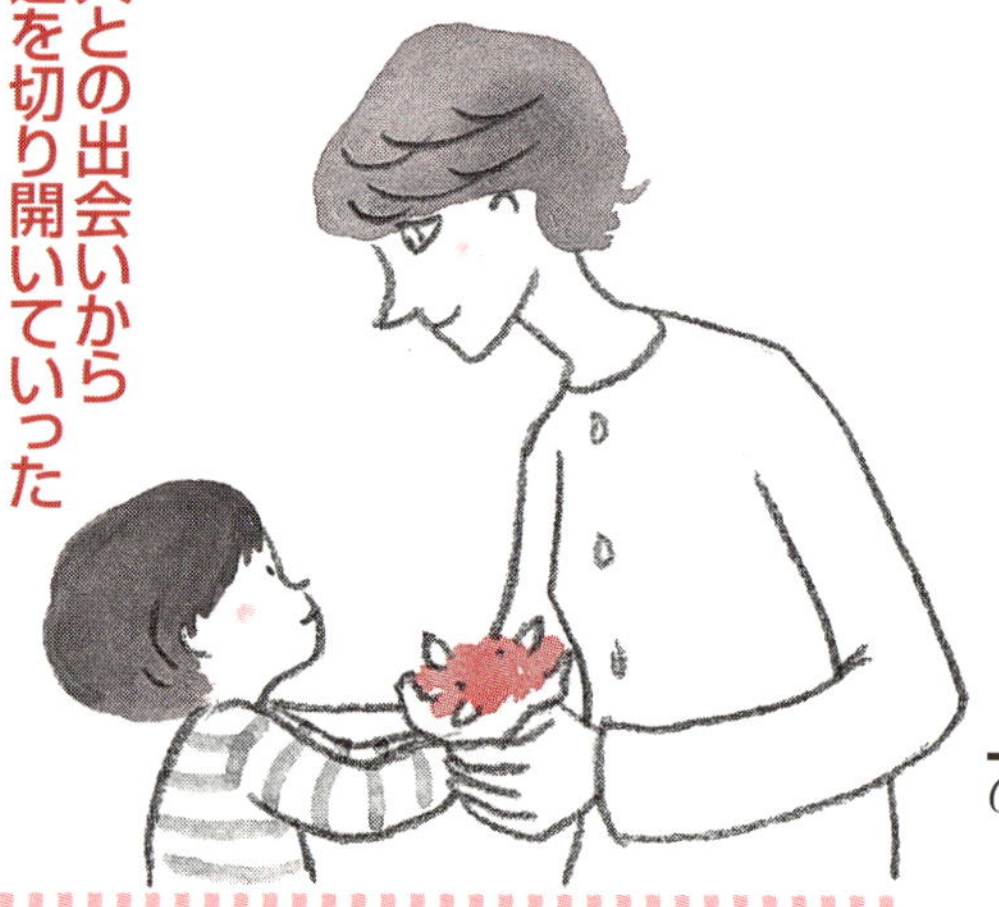

たゆまぬ努力が回復につながった

4

治療について知っておきたいこと

リストカットなどの自傷行為の治療は、精神科の医師やカウンセラーが担当します。本人が自分の気持ちを整理し、自分にとってのその行為の意味を言葉にする手伝いをします。治療にあたって、本人に知っておいてほしいことを解説します。

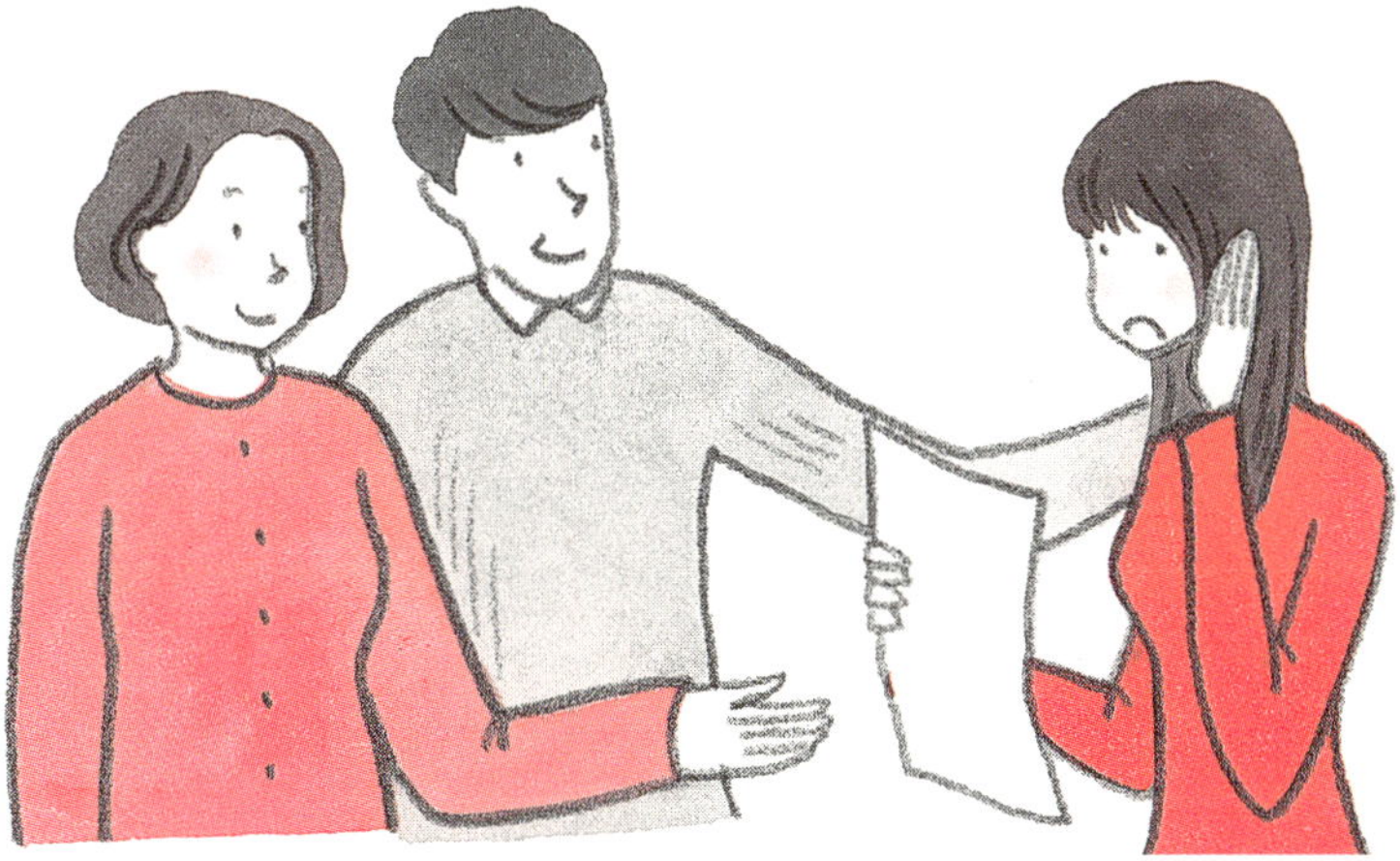

学校になじめず、リストカットを繰り返すようになった Aさん（女性）②

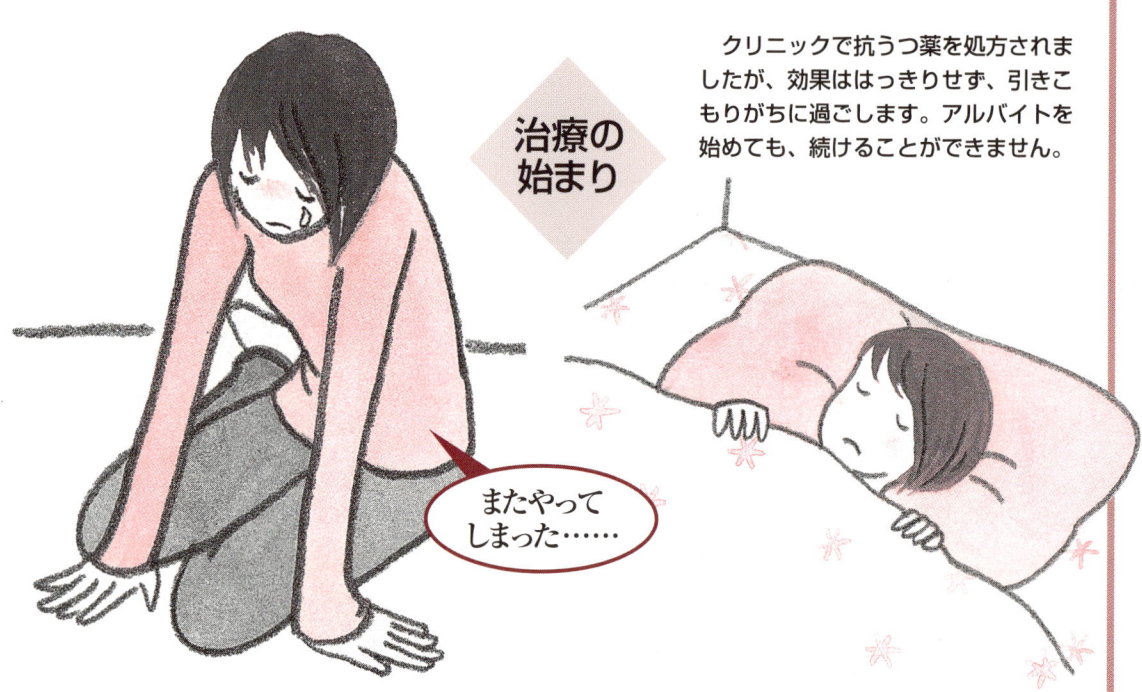

治療の始まり

クリニックで抗うつ薬を処方されましたが、効果ははっきりせず、引きこもりがちに過ごします。アルバイトを始めても、続けることができません。

将来に対する不安が強く、一方で気力が続かない自分へのふがいなさもあり、リストカットの悪循環から抜け出すことができません。

心配した両親とともにクリニックを訪れ治療を開始する

Aさんのリストカットの回数は次第に増えていきました。左の腕が傷だらけになったことに両親が気づき、クリニックで外来治療を受けることになりました。

Aさんは、自分なんか見捨てられて当然と思う一方で、自分の価値を信じたい気持ちもありました。しかし、自分の将来の姿を思い描くことができず、先のことを考えると不安でいてもたってもいられなくなるといいます。

自分に自信が持てず、自己否定の気持ちが強くなると、リストカットの衝動が高まり、ナイフで自分を傷つけてしまいます。

痛みでわれに返ってほっとしますが、同時にまたやってしまったと自己嫌悪に陥るのです。

生活のなかでの取り組み

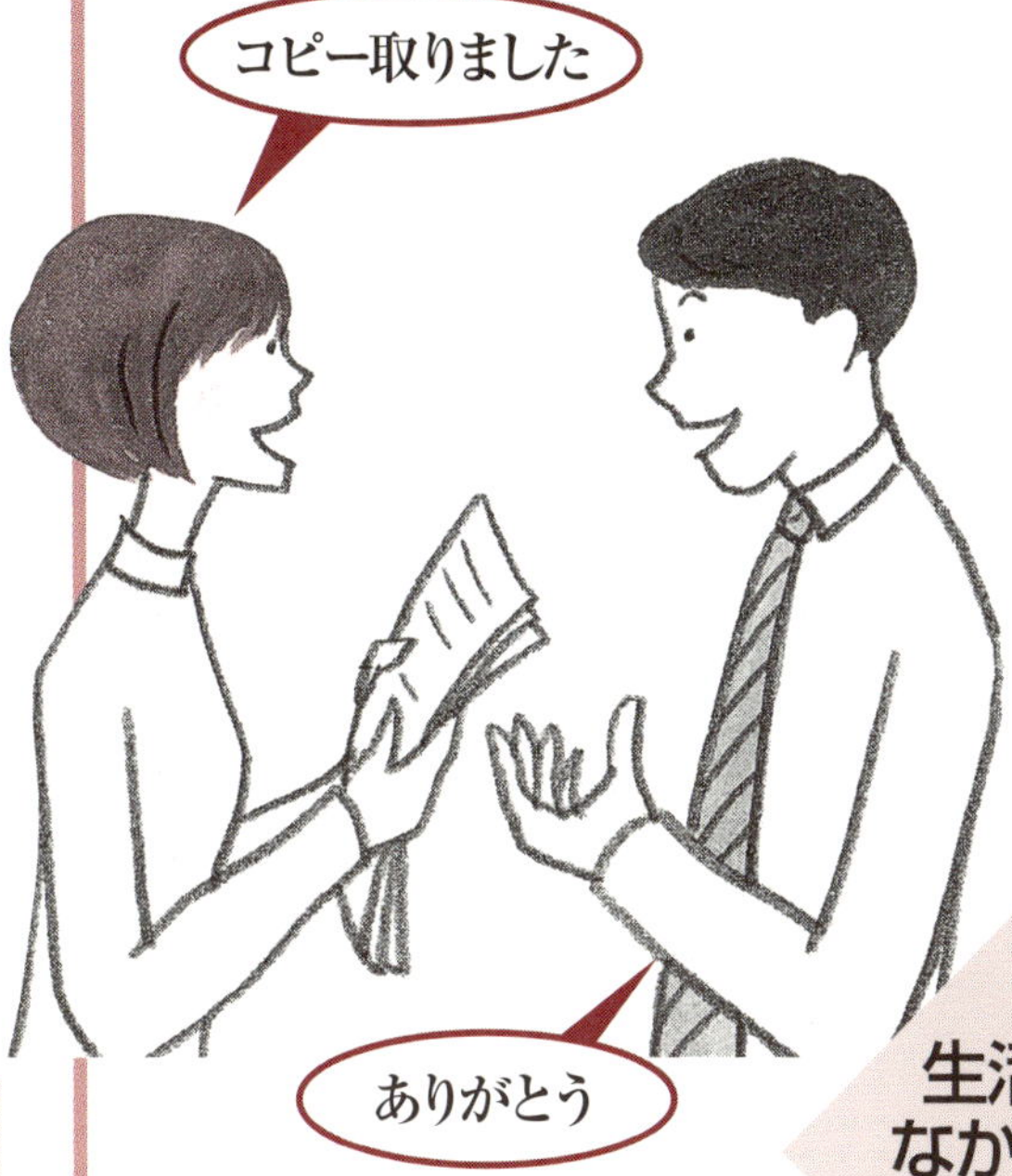
コピー取りました
ありがとう

人と接して、頼りにされているという手ごたえから、少しずつ自分を信じる気持ちを深めていきました。

両親がそばにいてくれるようになりましたが、父親に対しては「昔から勉強のことばかり言われた」「母が寝込んでいても、家事をやらせようとした」など不信感が強く、関係は改善できませんでした。

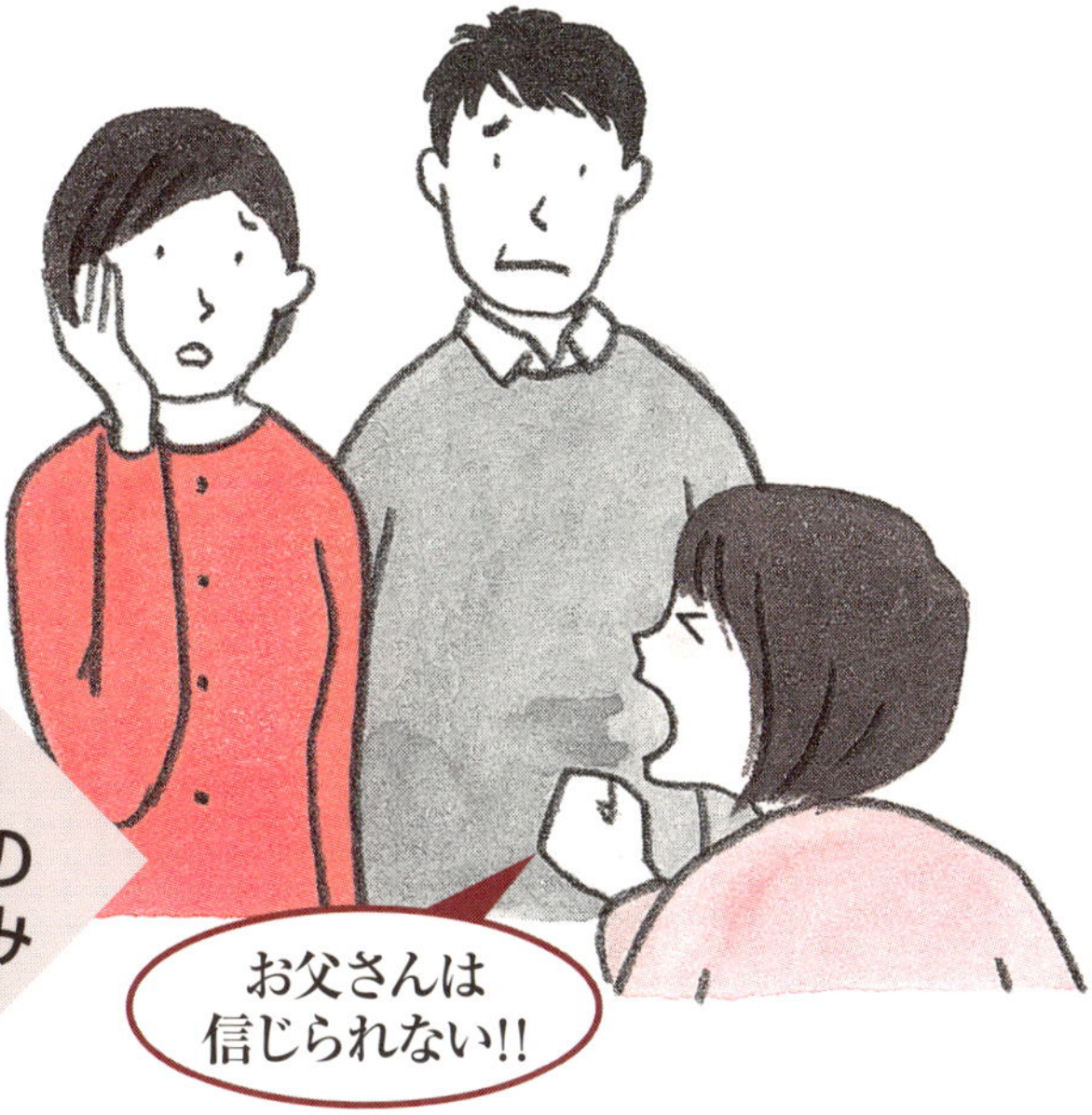
お父さんは
信じられない!!

アルバイトでの経験が自分を信じるきっかけに

心配した両親は、できるだけAさんと一緒にいる時間を増やしました。しかし、Aさんは父親に対する不信感が強く、もっぱら母親と話すようになりました。

クリニックでの治療は少しずつ軌道に乗り、アルバイトも続けられるようになってきました。

アルバイトでは充実感が得られ、職場の人から頼りにされているという手ごたえを感じられるようになってきました。

周りの人が、自分を必要と認めてくれていると感じることは、Aさんにとって新鮮な体験だったといいます。

現在は、高等学校卒業程度認定試験に合格し、受験勉強中です。

時折、リストカットの衝動が起きますが、勉強や音楽を聴くこと、母親との会話などで、打ち消すことができるようになりました。

うつ状態から、飲酒、リストカットが始まった Bさん（女性）③

断酒のための治療を放棄して、帰宅してしまいます。

リストカットへの問題意識はあっても、「お酒を飲んで暴力・暴言・問題行動を起こすと夫が言うのは間違いです。育児もしっかりやっています」と主張し、飲酒から目をそむけようとしていました。

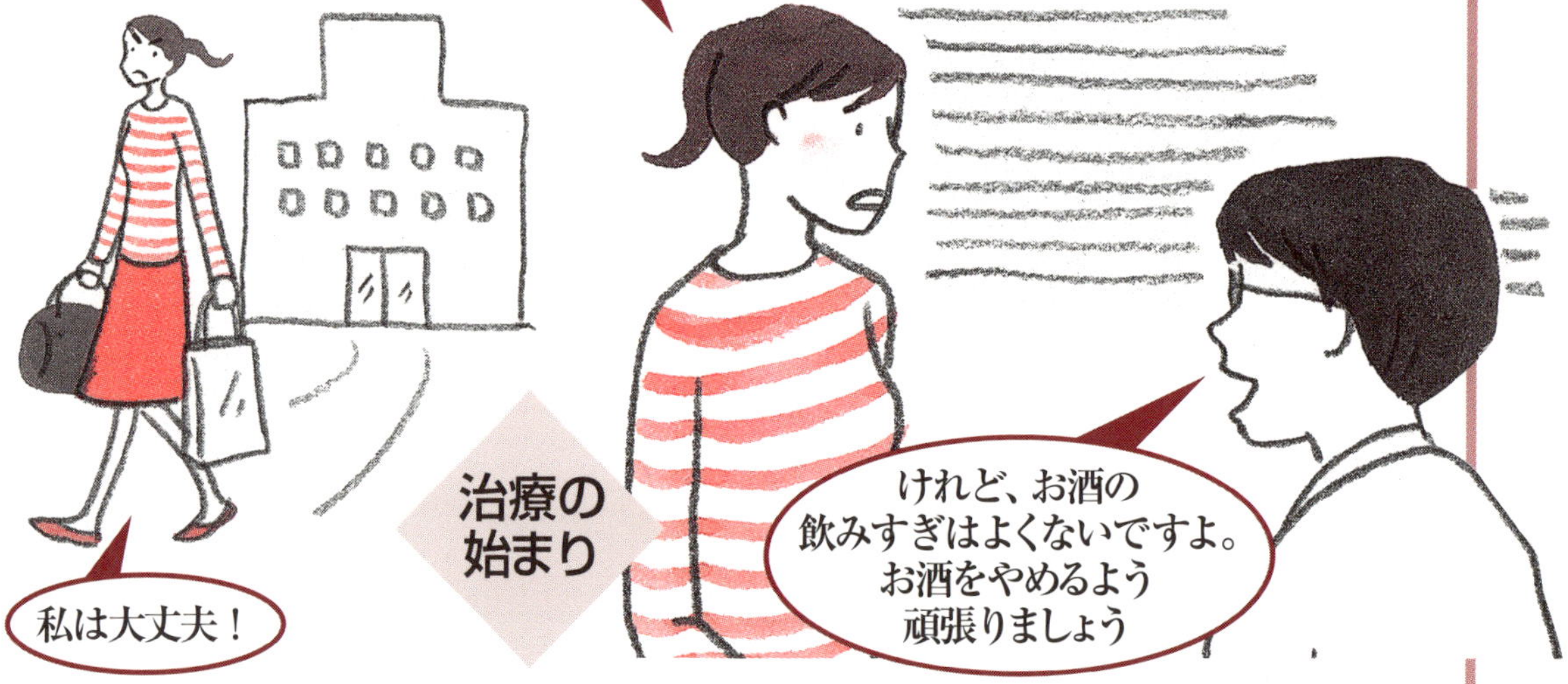

飲酒しても、問題行動は起こしていません
治療の始まり
けれど、お酒の飲みすぎはよくないですよ。お酒をやめるよう頑張りましょう
私は大丈夫！

通院治療が始まるが、断酒に失敗し入院治療へ

リストカットの治療を始めたとき、Bさんはすでに「今の自分はリストカットなどまずい点がある」と認めることができていました。

医師に強く勧められて断酒に同意しましたが、なかなかやめられず、リストカットが続いたため、精神科に二週間入院しました。

しかし、退院するとほどなくお酒を飲み始め、リストカットを繰り返す状態となりました。そこで、次はアルコール依存の専門治療を受けるための入院をしましたが、すぐに治療を放棄して帰宅してしまいます。

「これではだめだ」という強い気持ちが再度治療に向かわせた

その数ヵ月後、Bさんは自殺未遂をきっかけに二ヵ月間、精神科に入院しました。この経験が、B

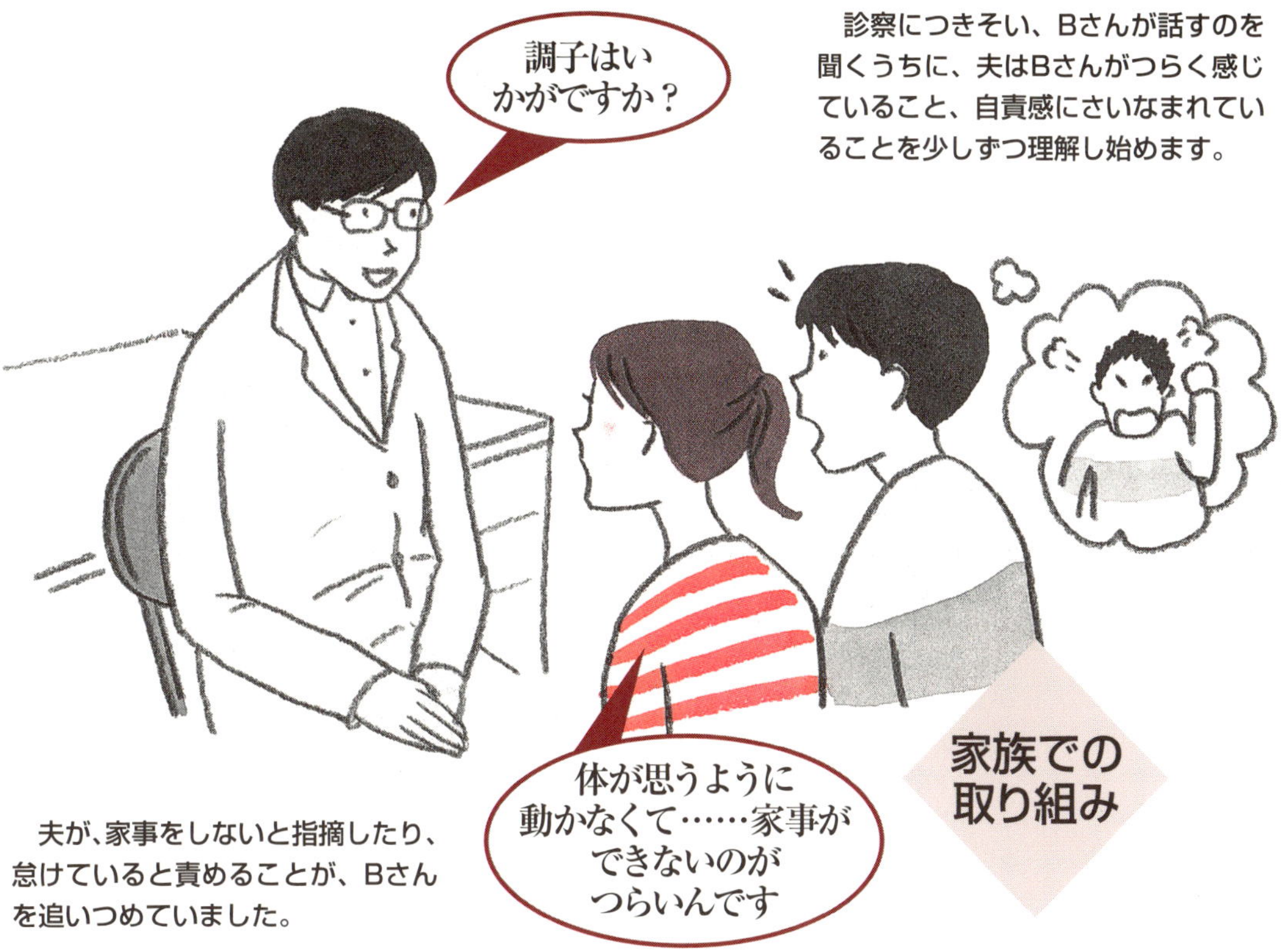
調子はいかがですか？
診察につきそい、Bさんが話すのを聞くうちに、夫はBさんがつらく感じていること、自責感にさいなまれていることを少しずつ理解し始めます。
家族での取り組み
体が思うように動かなくて……家事ができないのがつらいんです
夫が、家事をしないと指摘したり、怠けていると責めることが、Bさんを追いつめていました。

さんに「これではだめだ」と強く感じさせ、断酒に踏み切らせたのです。

しかし、断酒を続けるうちに、再びうつ状態に陥りました。家事ができなくなり、自責感にさいなまれるようになったのです。夫は、何もしないBさんを責めて追いつめることがありました。

しかし、担当医の勧めで、夫に診察に付き添ってもらううちに、夫も少しずつ適切な接し方ができるようになっていきました。

地道な療養と抗うつ薬を使った治療によって、家事ができるようになり、自分の状態に満足できるようになったのは、断酒を始めて一年が経過した時期でした。

Bさんは現在も時々うつ状態に陥りますが、静かに療養することでうつ状態を乗り越える術《すべ》を身につけたようです。お酒で気持ちをまぎらわすことはなくなりました。

リストカットや自殺未遂も断酒をしてから収まっています。

治療の始まり

やめさせることだけが目標とは限らない

精神科での治療では、本人が抱える問題や、自分と、周囲にとってのリストカットなどの自傷行為の意味のズレに、本人が気づくようにしていきます。

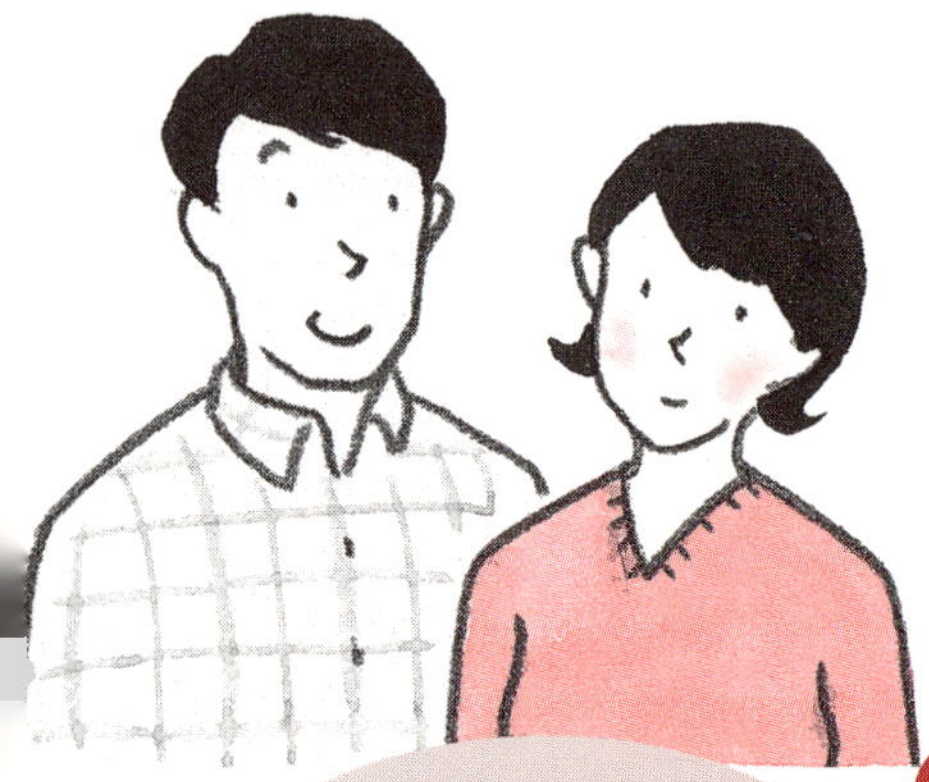

問題を明らかにするところから治療が始まる

治療を始める上で明らかにしておく必要なポイントがあります。ただし、治療者が単純に問題を指摘するだけでは、意味がありません。本人との対話を通じて、これらの点について自覚をうながしていきます。

1 あなたには何か問題がありますか？

周囲との問題？

家族や友人に依存しすぎて周囲が支えきれなくなったり、逆に不安をいだいて人間関係を避けたりするケースが見られます。

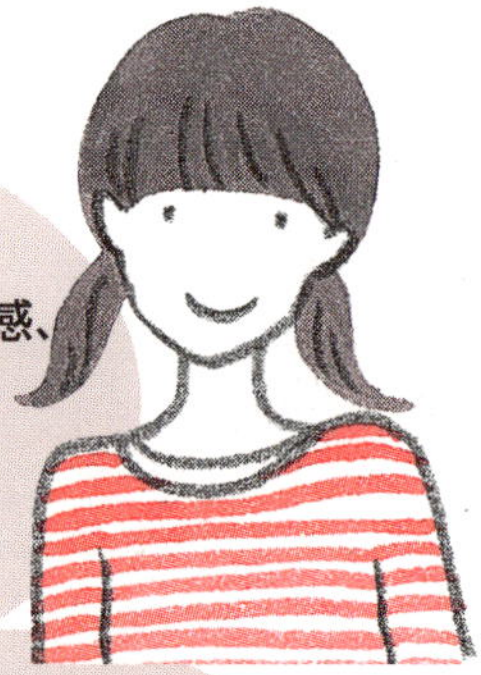

気持ちの問題？

本人の中にある虚しさや絶望感、自分を大切にできない（自尊心を持てない）などの問題がないか、探っていきます。

行動パターンの問題？

リストカットに限らず、感情がうまくコントロールできず、衝動的な行動に走ることがあるかどうか、行動パターンを見直します。

2 どこに問題があると思いますか？

治療を受ける時は…

リストカットなどの自傷行為の対応・治療には長い時間がかかります。治療者との相性は大切ですが、それを１回の診察だけで判断するのは避けたいところです。いわゆる「ドクター・ショッピング」のような状態にならないよう気をつけてください。

治療を受ける時は…

自分にはその気がないのに、周囲の人に強く勧められて受診する場合もあります。そのときには、治療スタッフに「治療を受けるつもりではなかった」と正直に告げてもかまいません。自分の気持ちと、周囲の対応にズレがあるのですから、まずはそれについて話し合ってみるのも一つの方法です。

3 治療によってどうなっていきたいですか？

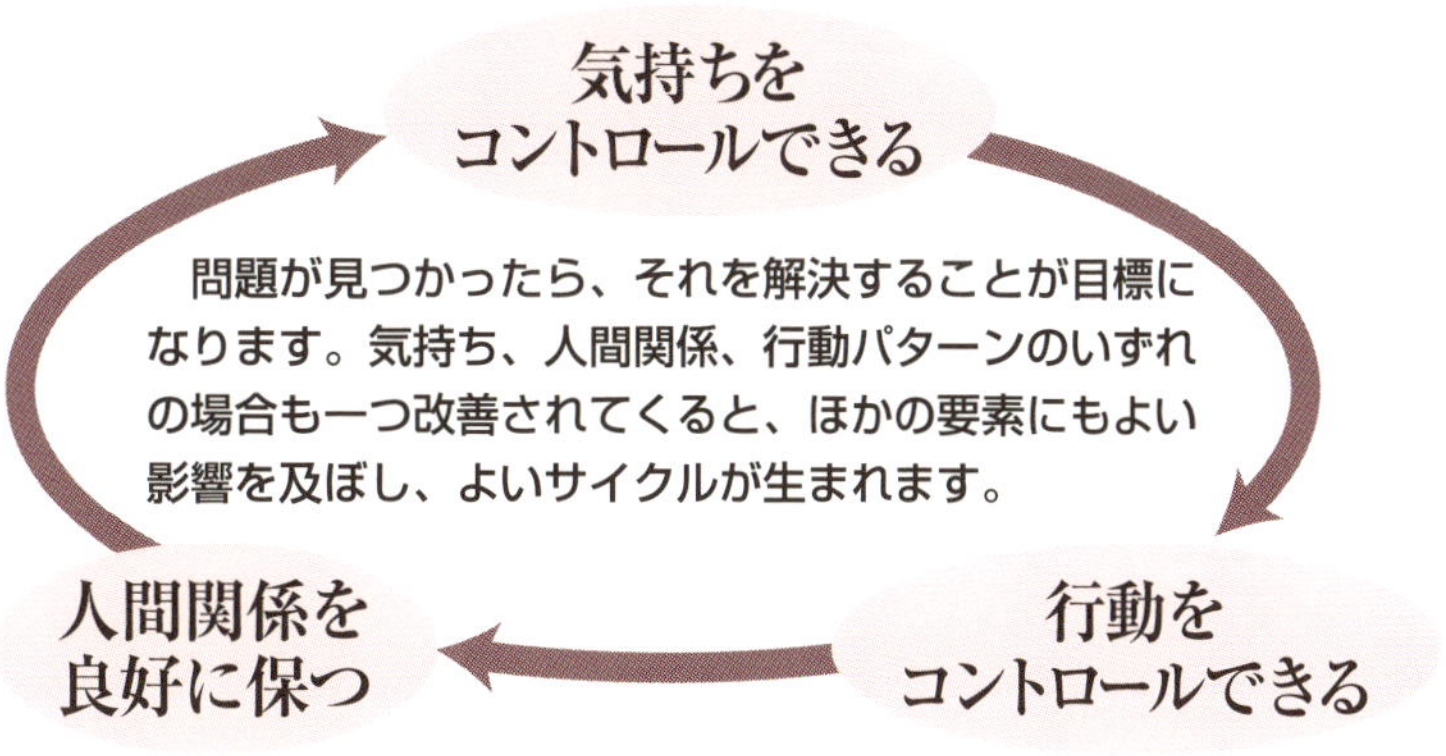

気持ちをコントロールできる
行動をコントロールできる
人間関係を良好に保つ

問題が見つかったら、それを解決することが目標になります。気持ち、人間関係、行動パターンのいずれの場合も一つ改善されてくると、ほかの要素にもよい影響を及ぼし、よいサイクルが生まれます。

4 どのように治療を進めていきたいですか？

このほか、緊急時の対応についてあらかじめ確認しておくこともあります。

治療では、適切な関係を保ち、本人が行動をコントロールしやすくなるようにルールを定めることがあります。ルールの内容は、本人の希望や状態によってさまざまです。

たとえば

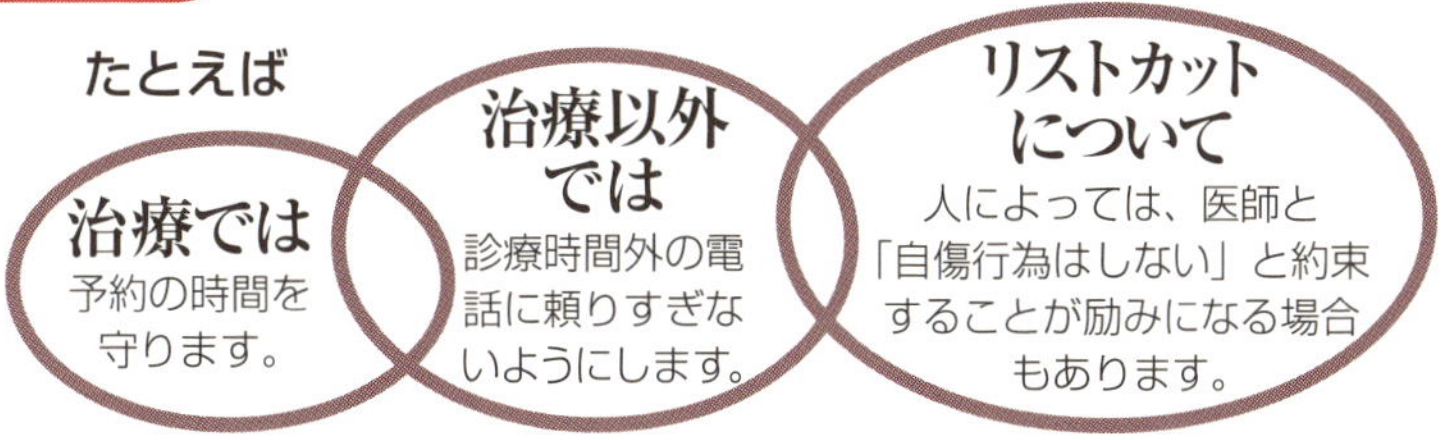

治療では
予約の時間を守ります。
治療以外では
診療時間外の電話に頼りすぎないようにします。
リストカットについて
人によっては、医師と「自傷行為はしない」と約束することが励みになる場合もあります。

始まるまで時間がかかる

リストカットなどの自傷行為の治療は、医師やカウンセラーなどの治療者と、本人が話すことが中心です。しかし、実際のところ治療はスムーズに進むとは限りません。本人に問題意識がなく、周囲との関係が悪化しているなど、治療に取り組む態勢が整っていないことも多々あります。

本人との話し合いを重ねながら、同時に周囲との関係改善を促すなど、治療と対応は同時進行で進むことがほとんどです。態勢が整うまで時間がかかりますが、あせりは禁物です。

自傷行為のみを問題としない

治療は、自傷行為をやめさせるためだけに行うわけではありません。本人が問題に向き合い、自傷行為以外の解決法を身につけるのを援助することによって、自傷行為の回数を減らしていきます。

くわしく伝える

自分や家族のこと、ふだんの行動などを話す

自分が感じている問題について話すことはもちろん大切です。また、ふだんの過ごし方など、日常生活や周囲の人とのできごとなども伝えましょう。

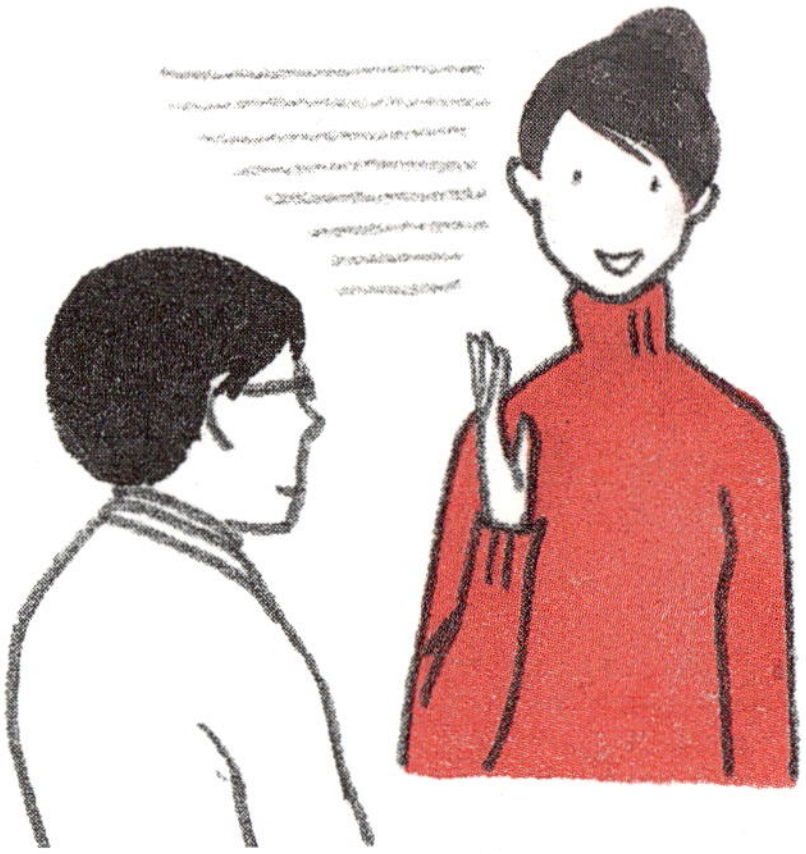

話すことが解決への第一歩

治療の場では、治療者がリーダーシップをとって話を進めることはあまりありません。むしろ、質問をはさみつつ、本人が話すのをうながし、話を聞くことが多いものです。

話したり考えたりするうちに、少しずつ新しいものが見えてきます。それは、見ていなかった自分に気づくことなのです。

自分の気持ちを他人に話すのは、最初は誰でも抵抗があります。治療者との信頼関係ができるまでは、なかなか話が進まないものです。話しやすいことからでかまいません。とにかくあきらめないことが大切です。

話す中で問題をあぶりだしていく

「どうすればよいでしょうか」、「治してください」など、相手に解決を求める姿勢は、改善には結びつきません。

問題への気づきをうながす

相手にわかるように話すときには、自分の中で問題を見つめ直さなければなりません。その作業が、自分自身の問題への気づきをうながします。

医師は質問をしても答えは出さない

治療者はあくまでも援助者です。他人からもらった解決策は、しばらくはうまくいくかもしれません。しかし、何か問題にぶつかった時に、「あの人の言うとおりにしたのに」という気持ちだけが残り、自分で適切な行動を選び取ることに結びつきません。

治療を受ける時は…

言いたくないことは無理に言う必要はありません。話せることから話しましょう。

本人の背景も大切な情報

治療者は、さまざまな観点から、本人の気持ちや問題を探っていきます。

内科的・精神科的な病気の有無

心の不調が関係している場合があります（→P90）。また、リストカットなどの自傷行為を繰り返すうちに、内科的な不調が起こる可能性もあります。痛みの感覚の有無も大切な情報です。時に、自傷行為の背景に痛覚の異常が隠れていることもあります。

家族や身近な人との関係、環境

家族やごく身近な人の行動パターンは、しばしば本人に強い影響を与えます。

また、身の回りで、自傷行為の直接のきっかけになるような変化がなかったかどうかも大切な情報です。

物事のとらえ方、考え方（認知）

自分の身の回りで起こる物事をどのように受け取る（認知する）かは、人によってくせ・傾向があります。自傷行為をする人では、否定的に物事をとらえるような、認知のゆがみが見られます。

よく感じる感情

認知と感情は、表裏一体の関係にあります。認知にゆがみがあると、そこから生じる感情はいつも似たような色彩を帯びるようになります。自傷行為では、たいてい不安、悲しみ、絶望などの否定的な感情が生じています。

行動パターン

感情を処理するためにどのような行動をとるかや、自傷にかかわる行動パターンも重要な情報です。前もって準備しているのか、周囲の人から自傷行為を隠しているのかなどから、周囲の人との関係も浮かび上がってきます。

関係のなさそうな質問もある

治療では、なぜそのような気持ちが生じたのか、きっかけや生活のリズム、育ってきた過程なども聞かれます。時に、関係がないように思える質問を受けるかもしれません。

しかし、些細《ささい》なことでも、気持ちを理解する上で大切なヒントになることがあります。質問には、できるだけ答えてください。

検査と身体の治療

救急治療や内科的治療が必要なときも

体を傷つけるために、内科的な問題が生じているおそれもあります。心のケアとともに、体の治療も並行しておこないます。

内科や救急での治療から始まる場合も多い

体の不調をきっかけに、リストカットなどの自傷行為が明らかになるケースは少なくありません。周囲の人に隠していた場合には、治療と対応が同時に始まります。

生活の乱れ

自傷行為を繰り返す人の中には、アルコールや薬物に依存するケースが見られます（→P92）。

過量服薬

市販薬のほか、処方薬の過量服薬もあります。自傷行為の中でも、危険度の高い方法といえます。

リストカット

皮膚の表面を薄く切ったり、静脈を切ることを繰り返すうちに、エスカレートしていくことがあります。

体の不調

体がすっきりしない、調子が悪い状態が続くと、気持ちを立て直すこともむずかしくなります。

意識障害

睡眠薬や抗不安薬などのほか、かぜ薬など鎮静作用のある薬を大量にのむと意識障害を招きます。薬物による急性中毒の危険もあります。

大量出血

同じところを繰り返し傷つけるうちに、傷が動脈に達するおそれがあります。また、少量の出血をひんぱんに繰り返すと、貧血を招きます。

体のケアと心のケアを一緒に進める

体の治療は、心のケアの入口です。特に身体ダメージの大きい自傷行為は、自殺未遂との判別がむずかしく、精神科での対応が欠かせません。

精神科での治療のきっかけとなる

リストカットなどの自傷行為は、しばしば内科的治療や救急治療をきっかけに、精神科での治療が開始されることがあります。

そのような場合は、身体ダメージが大きく、自傷行為としても深刻です。しかし一方で、それをきっかけにして本人が「大変なことなのだ」と認識し、精神科での治療に取り組む気持ちをもつようになることも少なくありません。

周囲の人への影響も大きい

身体の治療を受けることは、周囲の人には大きなショックです。周囲の人が驚き、悲しむ様子も、本人に問題の大きさを伝えます。

また、周囲が自傷行為を知らなかったり、「いつものことだ」と事態を真剣に受け止めていなかったときには、身体の治療が、本格的に自傷行為に取り組むきっかけになることもしばしばです。

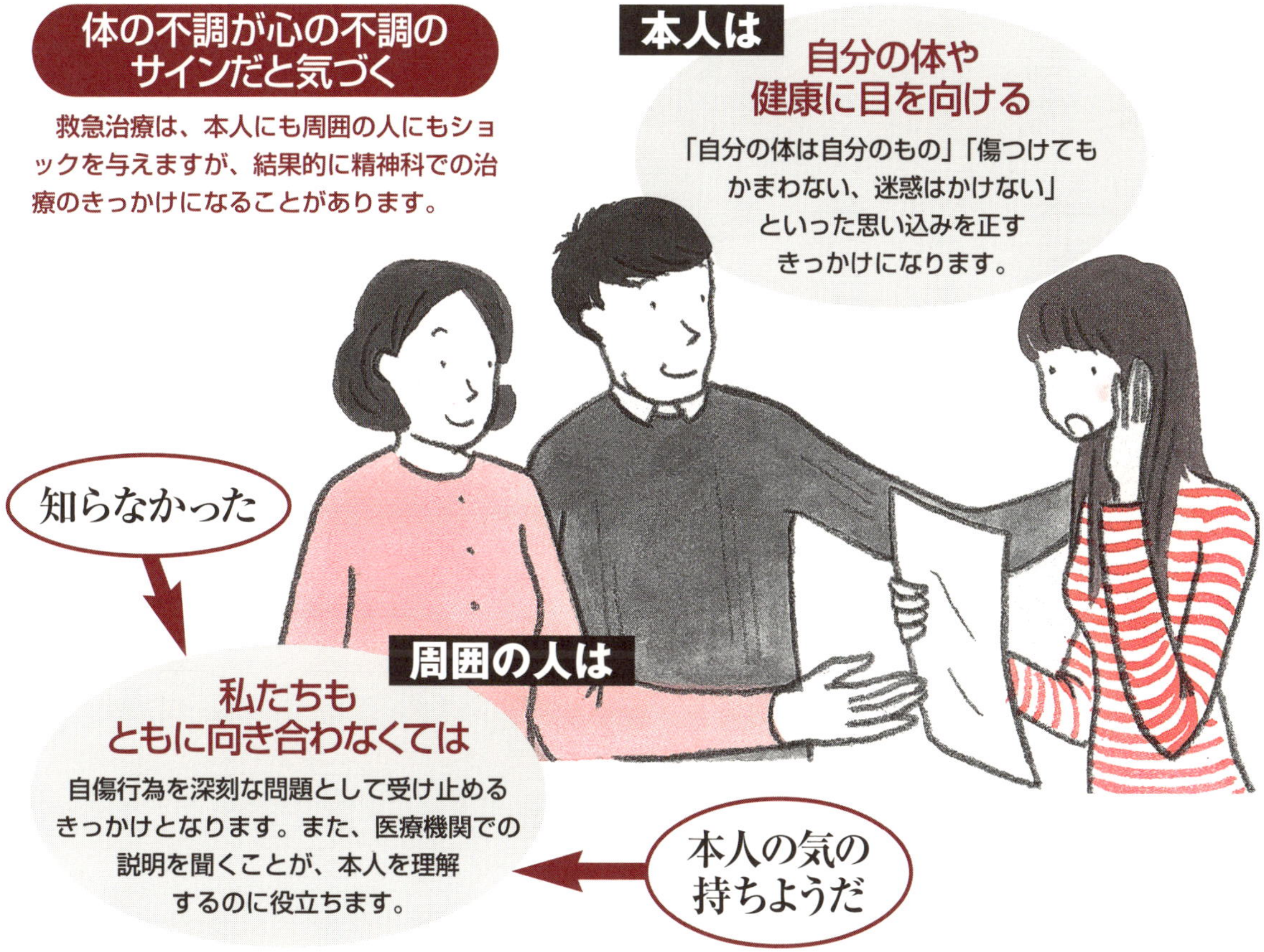
体の不調が心の不調のサインだと気づく
救急治療は、本人にも周囲の人にもショックを与えますが、結果的に精神科での治療のきっかけになることがあります。
本人は
自分の体や健康に目を向ける
「自分の体は自分のもの」「傷つけてもかまわない、迷惑はかけない」といった思い込みを正すきっかけになります。
知らなかった
周囲の人は
私たちもともに向き合わなくては
自傷行為を深刻な問題として受け止めるきっかけとなります。また、医療機関での説明を聞くことが、本人を理解するのに役立ちます。
本人の気の持ちようだ

自分を見つめる

相反する考えを、ともに受け止める

自傷行為の治療は、自分らしさを見つけ、もう一度自分をつくり直す作業です。このとき、「自傷行為をする自分」もまた自分の一部ということを忘れてはいけません。

育ちの課題に向き合う

子どもから大人になるときには、多くの変化が訪れます。その時に、どのように対応するかが、その人らしさにつながります。こうした課題への対応がいきづまった結果、リストカットなどの自傷行為が生じると考えられます。

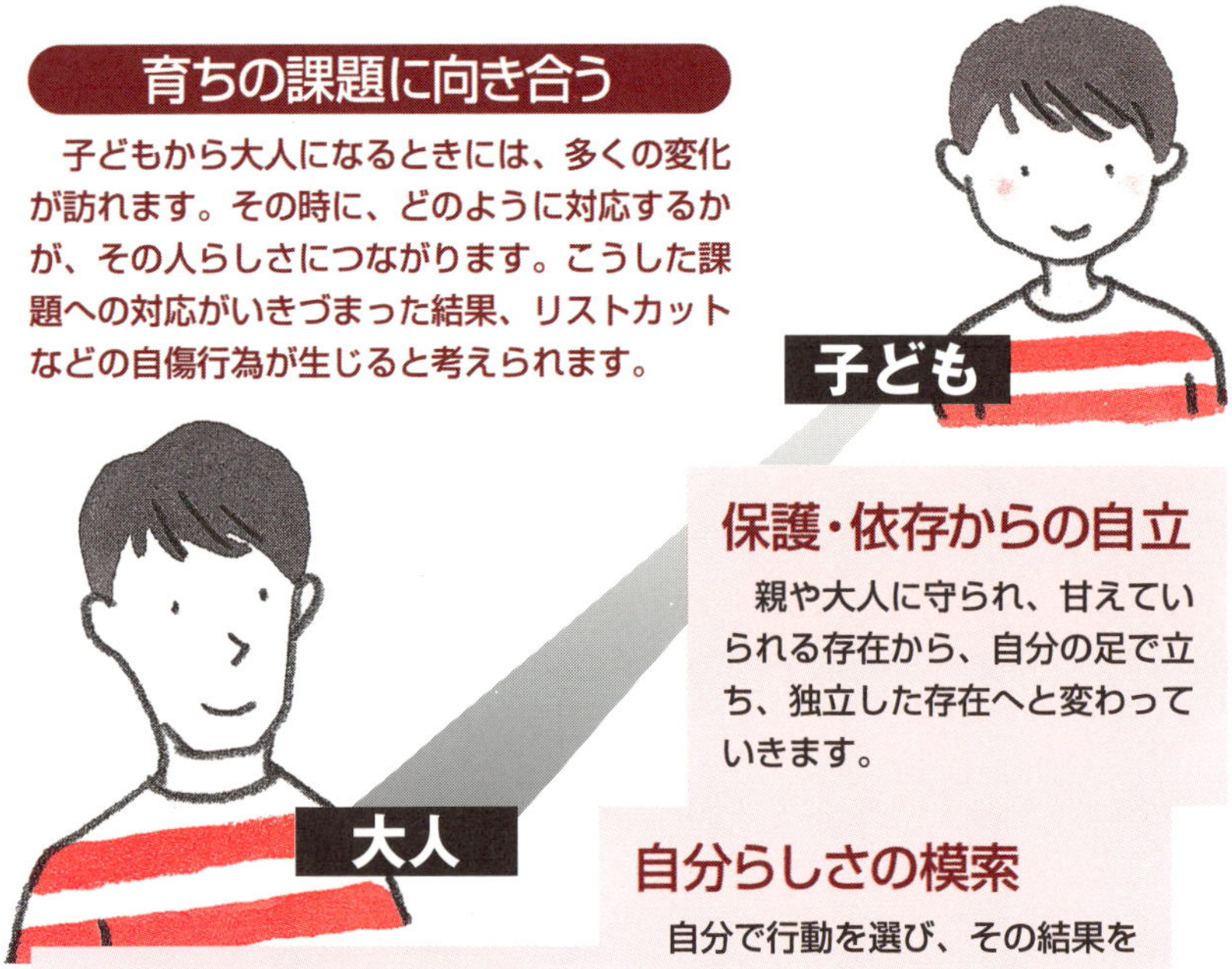

保護・依存からの自立

親や大人に守られ、甘えていられる存在から、自分の足で立ち、独立した存在へと変わっていきます。

自分らしさの模索

自分で行動を選び、その結果を引き受ける経験を重ね、自分なりの行動パターンを身につけます。

アイデンティティの確立

人間関係で問題が起こったり、身の回りに大きな変化があっても、「確固たる自分」の感覚（アイデンティティ）があると、それをよりどころにできます。

「自分らしさ」は小さな経験を積み重ねて、長い時間をかけて形成されます。ゆっくりとした「離陸」がうまくいかないと、リストカットなどの激しい形での反応が引き起こされることがあります。

自分をつくる要素を統合していく

リストカットなどの自傷行為の治療では、自分自身を見つめ直す作業が欠かせません。

自傷行為は、子どもから大人へと成長する青年期に多く見られます。言い換えると、この時期、人は成長過程でたくさんの課題に向き合わなければならないのです。

自傷行為は、いわば成長の途中で生じるひずみのようなものなのです。

自傷行為を「望ましくない自分」として切り離すのではなく、大切な自分の一部として受け入れていくことこそが、本当の意味での成長であり、自傷行為の克服につながります。

問題を多角的に見る

自分の中にある矛盾を解決しようと取り組む一方で、矛盾は矛盾のまま受け止めようとする視点や余裕を持つことも必要です。

この図は、リネハンの「弁証法的行動療法」をもとに、感情と理性のバランスに注目した、ものの受け止め方を解説したものです。

感情

激しい感情は、人を行動へと突き動かします。自傷行為では、否定的な感情の嵐が問題です。

バランスのとれた気持ち

自分の感情を大切にしつつ、理性の声に耳を傾ける状態でこそ、人は自分にとってベストの選択ができます。

自分の意思にこだわりすぎる

理性と感情、どちらに重きを置きすぎても、結局は追いつめられます。

理性

「治さなくては」「生活を立て直さなくては」などのかたくなな思い込みが、かえって自分を追い込み、自傷行為を招くおそれがあります。

物事を見るポイントを意識して変えてみよう。

- ●まず観察し、見たままを言葉で表してみる
- ●心の動きに耳を傾ける
- ●とっさに判断しない
- ●別のことに意識を集中してみる
- ●目的に合った認識をする

物事を多角的に見るためには、「すぐに判断」するのをやめましょう。まずは見たまま、感じたままを受け止め、それを言葉に表す練習は、感情のままに状況を決めつけるクセを直します。

立ち向かうより一歩引くほうがよいときもある

自分の問題に向き合い、解決に取り組むのはたいへんな努力を要します。

そんなとき、「〜をしなければ」と力んでいる自分を一歩引いて見つめると、別の側面が見えてくる場合もあります。

認知療法

「とっさの考え」と行動パターンをつかみ、別の可能性を探る

物事のとらえ方、認知のパターンには、人によってクセがあるものです。そのクセがその人「らしさ」であり「個性」ですが、時にそのクセが悪循環をもたらします。

考えの悪循環を断ち切る

認知療法では、問題につながる考え方のクセに目を向けます。そのクセを直したり、ほかの可能性を探る練習をして、問題の発生を防ぎます。

① 本当にそうでしょうか？

リストカットなどの自傷行為をする時にとっさに浮かぶ気持ちや考え方をキャッチするよう心がけます。とっさに浮かぶ「自動的な考え」や、なぜそう思うかをたどっていくと、自傷行為を発生させる思い込みが見えてきます。

できごと
大切な友達に、約束を破られた

解釈 本当は嫌われているんだ！ 友達ではなかったんだ！
↓
意味 絶望

解釈 忙しかったのかな。仕方がないな
↓
意味 あきらめ

解釈 めずらしいな。何かあったのかな
↓
意味 心配

中心にある思い込み
●自分は何もかもだめだ、価値がない
●こんな自分を愛してくれる人はいない

できごとは、単なる「事実」です。それをどのように解釈するかによって、自分にとっての「意味」が変わってきます。

③ 再び、本当にそうでしょうか？

自分の思考パターン、認知のクセを見直していくと、中心にある思い込みが浮かび上がってきます。

この思い込みは最も変化しにくく、行動パターンのあちこちに影響を及ぼしています。直そうとするよりも、折にふれ軌道修正を重ね、少しずつ現実的なものに近づける練習をしましょう。

日記をつけると、認知のクセが見えてくることも多いもの。

治療を受ける人は…

自動的に現れる思考がキャッチできたときに、自傷行為の代わりに置き換えられる方法を準備しておくのも必要です。認知療法と並行して、自分でできる対応法も練習しておきましょう（→P56）。

②ほかの考え方はないのでしょうか？

リストカットをする時に、本当にそれでよいのか、ほかに方法はないのかをふり返ります。最初はすぐに思いつかなくても、あとからふり返って検証するのを習慣づけます。

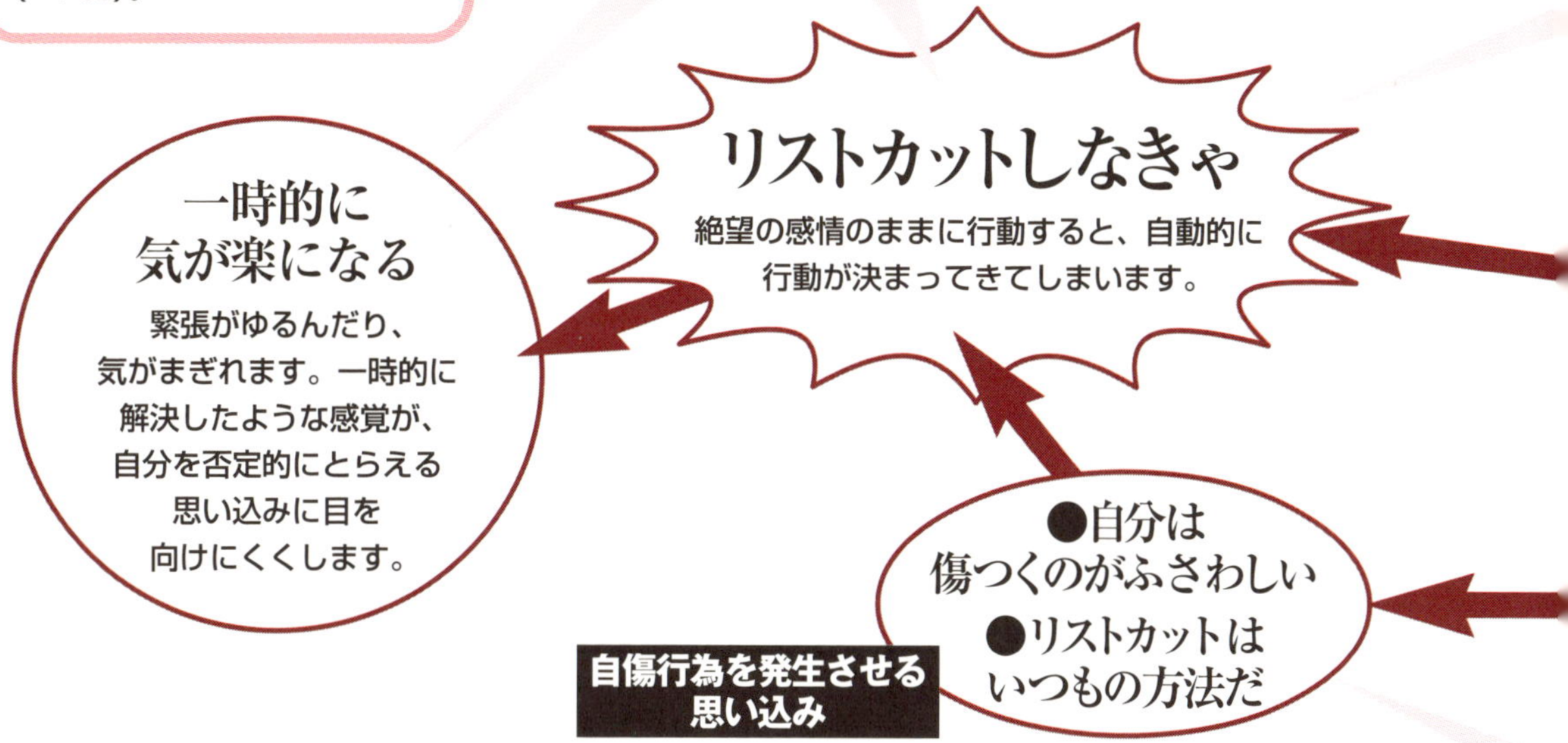

リストカットしなきゃ
絶望の感情のままに行動すると、自動的に行動が決まってきてしまいます。
一時的に気が楽になる
緊張がゆるんだり、気がまぎれます。一時的に解決したような感覚が、自分を否定的にとらえる思い込みに目を向けにくくします。
●自分は傷つくのがふさわしい
●リストカットはいつもの方法だ
自傷行為を発生させる思い込み

固定的な考えに光を当てる

人には誰でも、考え方のクセがあります。それ自体は悪いことではありません。むしろ、その人らしさでもあります。

しかし、そのクセが、常に自分自身をおとしめるならば問題です。自傷行為をする人には、しばしば、根拠はないのに「自分はだめだ」と思い込む、考え方のクセがあります。

認知療法では、こうした考え方のクセに光を当て、それがかたよっていることを、本人に理解してもらいます。

治療の場だけでは十分ではない

考え方のクセは、ちょっとしたきっかけで、自動的に現れます。改善するには、ふだんの生活でコツコツと取り組まなくてはなりません。

認知療法は、本人が中心となって取り組む治療法なのです。

薬物療法

うつ病で使われるSSRIが注目されている

私たちの脳は、「神経伝達物質」という物質を介して、情報の伝達をしています。治療では、神経伝達物質のアンバランスを正す薬物療法がおこなわれることがあります。

気持ちのコントロールに働きかける

私たちの脳の活動を支えるのは、無数の神経伝達物質です。神経伝達物質の研究は現在も進んでいますが、現在のところ、気持ちのコントロールをつかさどる物質で注目されているのは「セロトニン」と「ドパミン」です。

セロトニン

何らかの原因でセロトニンが体内で不足すると、うつ状態になりやすく、また、衝動性が高まり自殺や自傷行為を起こしやすくなります。

ドパミン

ドパミンが過剰になると、自傷行為の危険が高まります。自傷行為を伴いやすい病気（トゥレット症候群）では、ドパミンの作用を抑える薬を使うと自傷行為が起こりにくくなることがわかっています。

バランスも大切

神経伝達物質は、互いにバランスを取りながら作用しています。

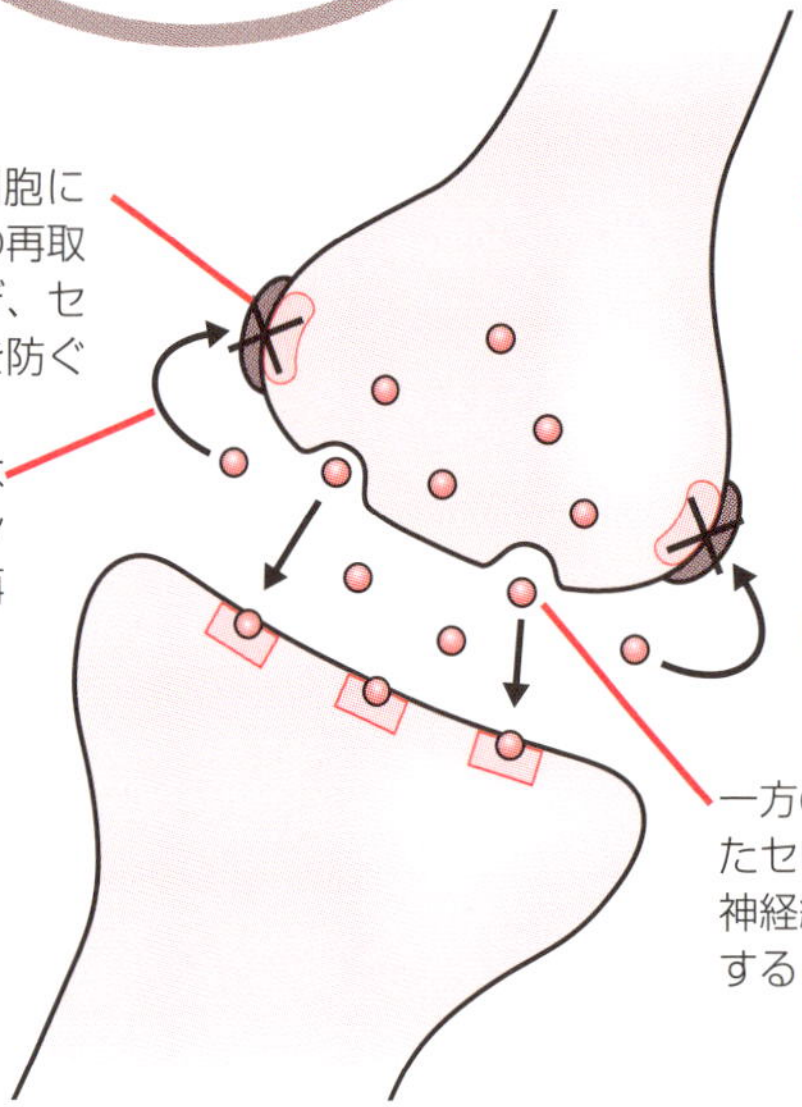
SSRIは、神経細胞にあるセロトニンの再取り込み口をふさぎ、セロトニンの減少を防ぐ
受容体と結合しなかったセロトニンは、神経細胞に再び取り込まれる
一方の神経細胞から放出されたセロトニンが、もう一方の神経細胞にある受容体に結合することで、情報を伝達する

SSRIの働き

現在、自傷行為の治療でよく使われるのは、セロトニンの減少を防ぐSSRI（選択的セロトニン再取り込み阻害薬）です。

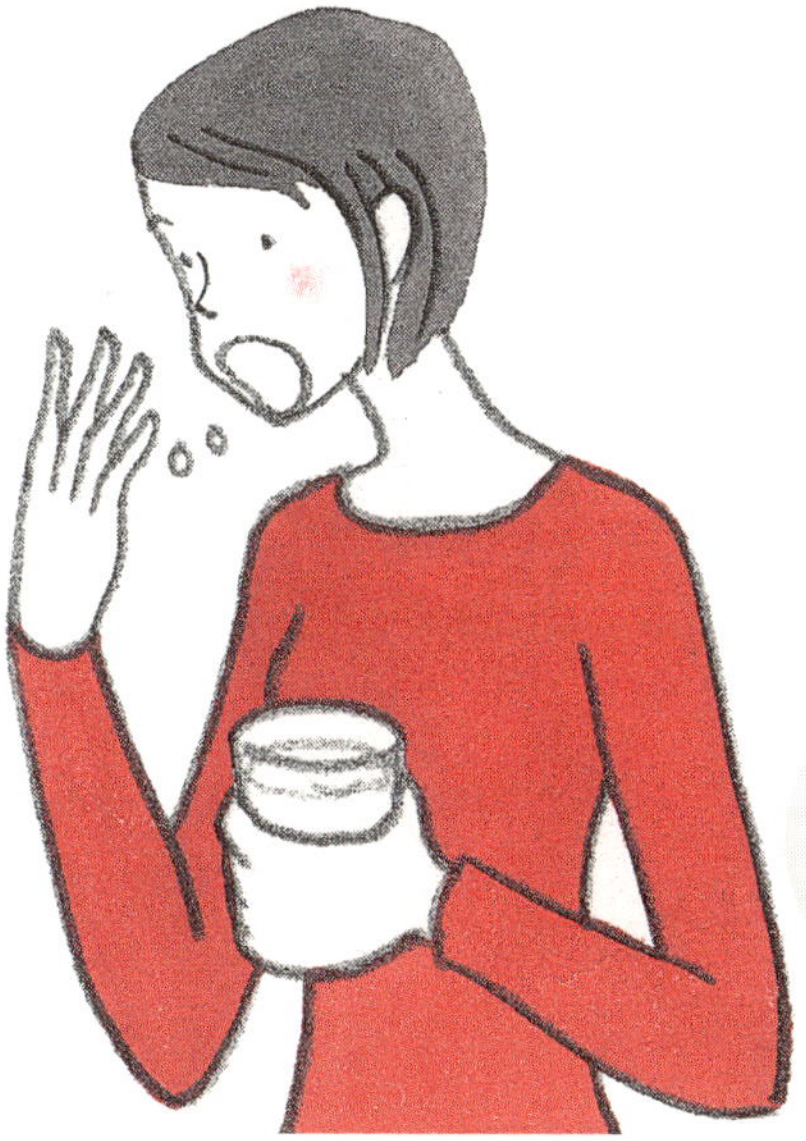

水で飲むなど、用法も守って。

本人の状況に合わせて薬を併用する

薬物療法では、不眠や不安、衝動性など、個別の症状を改善させる薬が使われることがあります。

抗不安薬
不安を和らげ、気持ちを鎮めます。

抗精神病薬
気持ちを鎮めたり、興奮や衝動を和らげます。ドパミンのアンバランスを修正する効果もあります。

気分調整薬
うつ病で使われる薬で、衝動性や攻撃性を鎮めます。

気持ちを落ち着けて、自傷行為の危険を減らす

これらの薬には、自傷行為を減らす直接的な効果は確認されていません。しかし、気持ちの緊張や不安感を鎮め、自傷行為の危険性を減らす効果が期待されています。

治療を受ける時は…

薬は正しく使ってこそ効果があるものです。薬を飲まなかったり、用法を守らないのは、間接的に自分を傷つけることになってしまいます。

衝動性を抑える効果がある

神経伝達物質にはたくさんの種類がありますが、特に自傷行為では「セロトニン」と「ドパミン」が注目されています。

自傷行為の治療で現在最もよく使われているのは、セロトニンの減少を防ぐ「ＳＳＲＩ」です。衝動性を和らげ、自傷行為を減らす効果があると考えられています。

補助的に使われる薬もある

そのほか、症状によって「抗不安薬」「抗精神病薬」「気分調整薬」も使われています。

また、アメリカでは、エンドルフィン（→Ｐ24）の働きを抑える薬の研究もおこなわれています。

ただし、薬物療法だけで自傷行為をコントロールすることはできません。周囲との対話、本人の努力、適切な治療と合わせてはじめて、効果を発揮することを忘れないようにしましょう。

COLUMN

家族や身近な人のかかわりが治療効果を上げる

診察に同行して合同面接を受けることも

リストカットなどの自傷行為は、しばしば身近な人を巻き込み、その人との関係を悪化させてしまいます。

治療の過程では、本人と特に関係の深い人や、強い影響を及ぼしている人がいる場合、時に本人と一緒に診察を受けるよう勧められる場合があります。

本人にとっては、周囲の人と冷静に話し、関係を見直す機会になります。周囲の人には、本人の訴えを、落ち着いて聞く機会でもあります。本人の話を聞き、それに対する医師のアドバイスを聞くと、本人の問題や接し方のポイントがわかってくる場合もあります。

また、本人との接し方について、医師に直接聞くよいチャンスでもあります。

全員が同じ土俵に上がる

自傷行為の治療は、本人の育ってきた背景や、物の考え方を見直す作業です。

その過程でしばしば、養育上の環境や、周囲の人との関係などが、本人にとっての課題として浮かび上がってくることがあります。周囲との摩擦が、自傷行為の背景にある場合、本人にだけ変化を求めても、事態は好転しません。

周囲の人が診察につきそい、ともに話を聞くのは、全員が治療の土俵に上がるということです。

周囲の人が、本人の問題に目を向け、ともに取り組む姿勢を示すことが、治療によい影響をもたらします。

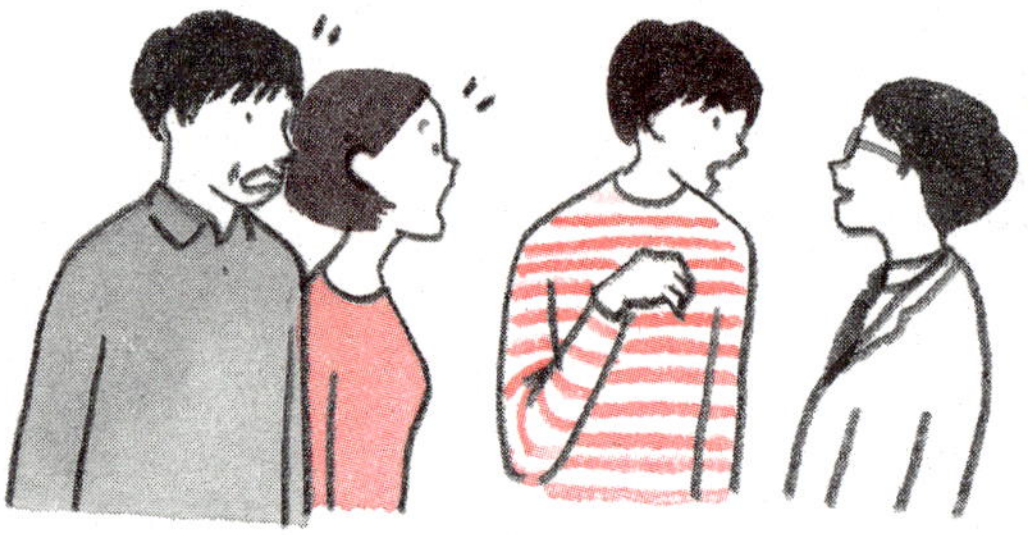

直接話していると興奮してしまいがちですが、第三者に話す様子を見ることで、新たな発見があることも。

5

自傷行為を伴いやすい病気

リストカットなどの自傷行為は、しばしばうつ病などに伴ってみられます。
ここでは、自傷行為を伴いやすい病気や問題について、
結びつきやすい背景や治療法などを解説します。

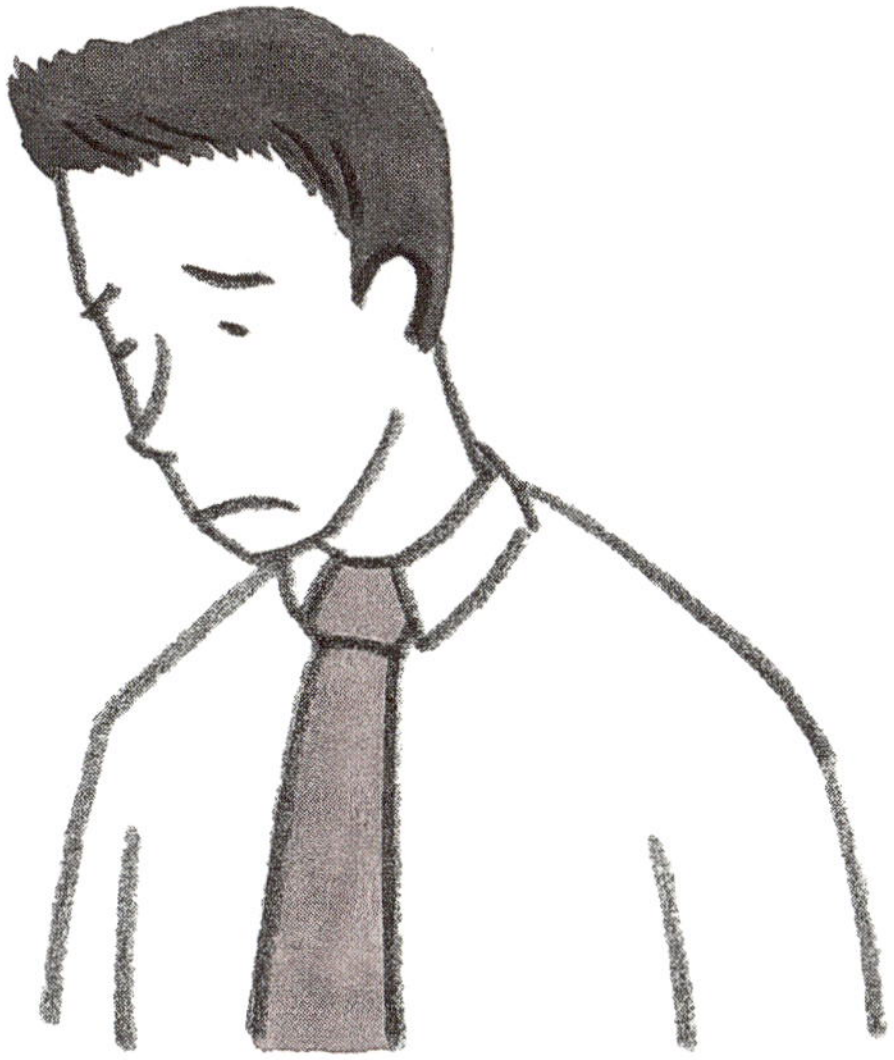

怒りや衝動的な行動がコントロールできない Cさん（男性）

Cさん（20歳・大学生）は厳格な父親と、おとなしい母親のもとで育ちました。父親は、まじめで几帳面な性格で、Cさんは幼いころ、しばしばささいなことで体罰を受けていました。

Cさんも兄弟も父を嫌っており、兄弟は次々と独立、Cさんも高校卒業後、家から出て一人暮らしを始めました。

受診まで

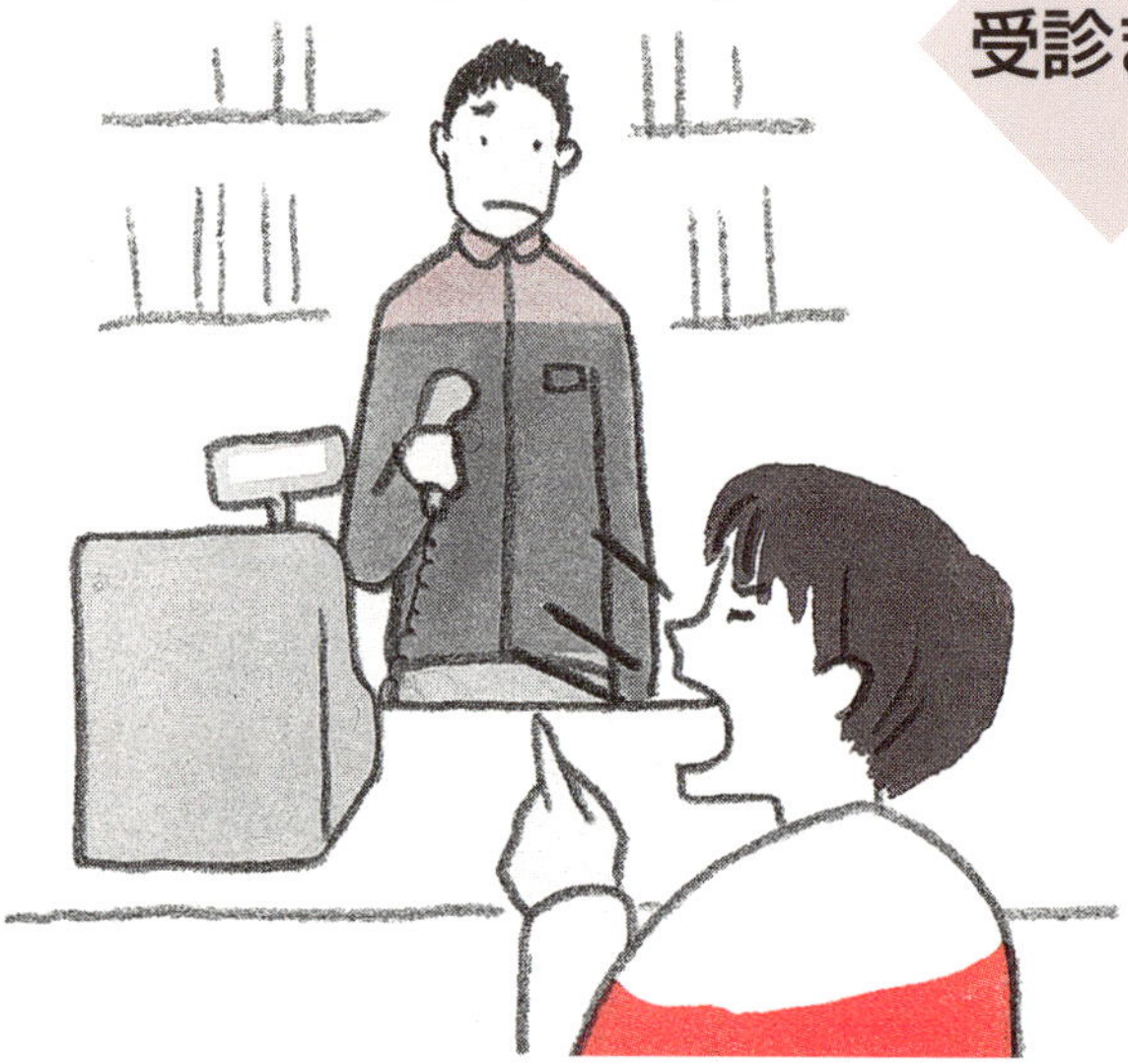

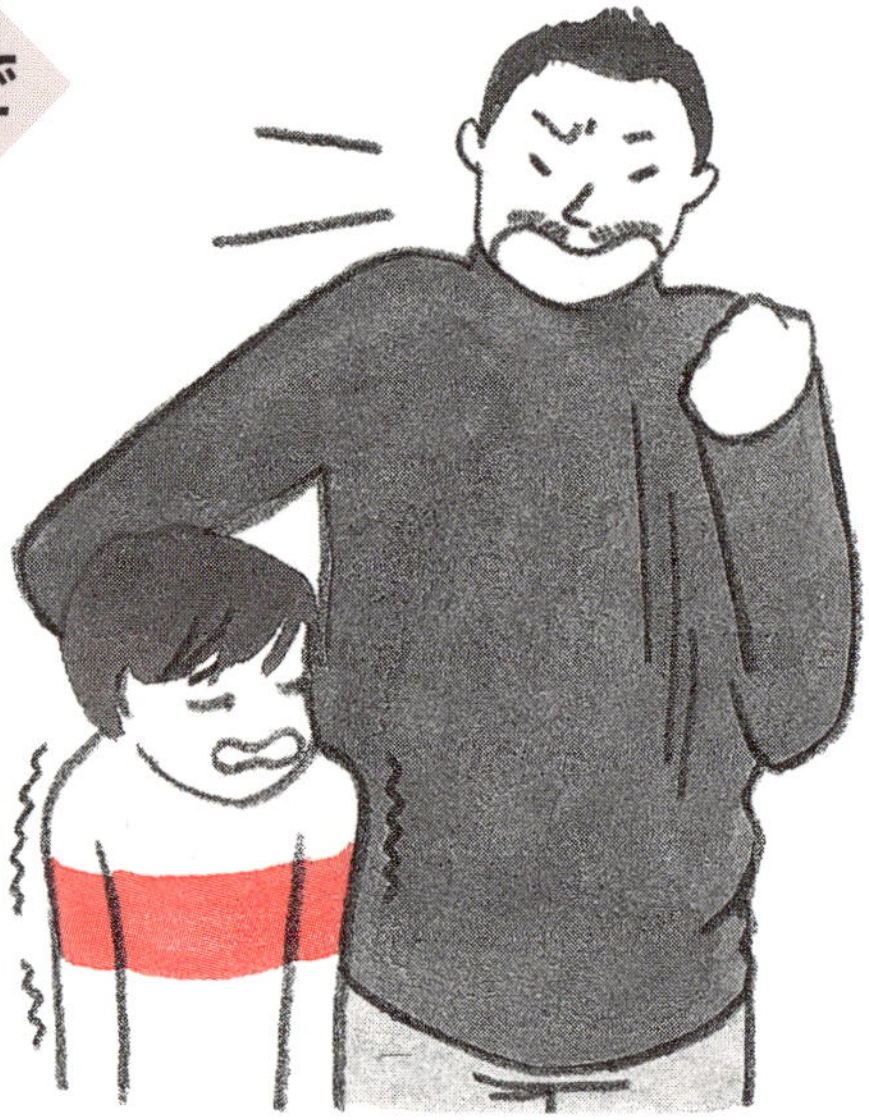

コンビニで会計時に数分待たされたなど、ささいなことから口論したり、興奮して「殺してやる」と言って自ら警察を呼ぶなどの問題行動が続きました。

怒りがコントロールできず、ささいなことでトラブルを起こしたり、リストカットを繰り返していた

Cさんは怒りや衝動的な行動をがまんできず、しばしばトラブルを起こしていたため、精神科を受診しました。

Cさんの問題行動は、高校のときから始まっていて、急にわめきだしたり、ガラスを蹴破って大ケガをしたりといった衝動的な行動が見られました。大学に進学してもそれは収まらず、恋人とけんかしたのをきっかけに、リストカットを繰り返すようになりました。

その後も、問題行動が続き、本人が大学の健康管理センターに相談したことから、精神科での治療を受けることになったのです。

治療

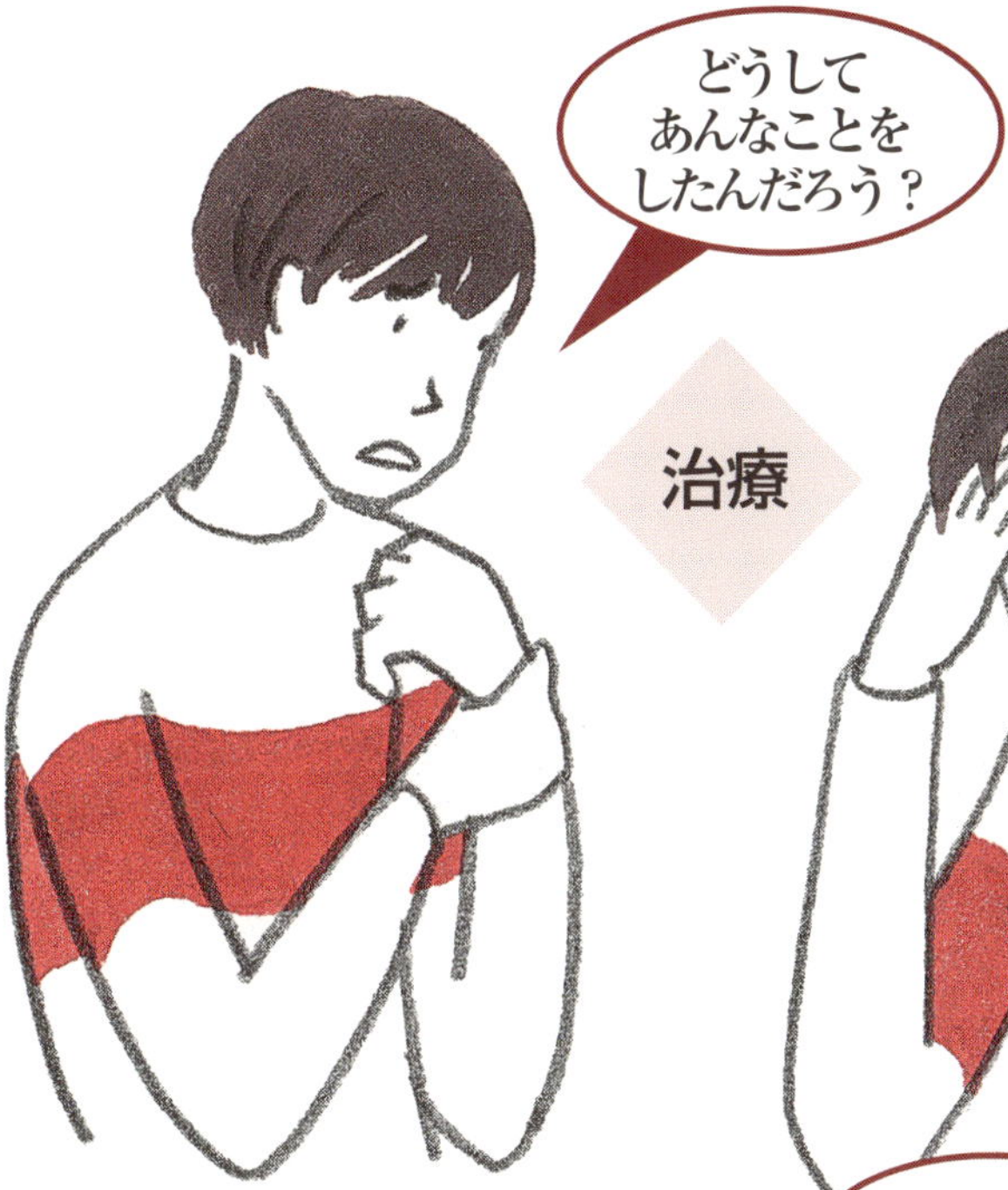
どうして
あんなことを
したんだろう？

リストカットをしていたころをふり返り、「当時は夢中で、リストカットをするしかないと思っていたが、やはりおかしかった」と思えるようになりました。

睡眠障害や過呼吸発作などの症状には、薬物療法がおこなわれました。

認知療法では、まず「行動するのを１分待つ」ことを目指しました。その間に、「なぜ怒りを感じるのか」を考え、行動をやめる方法を考えるのです。

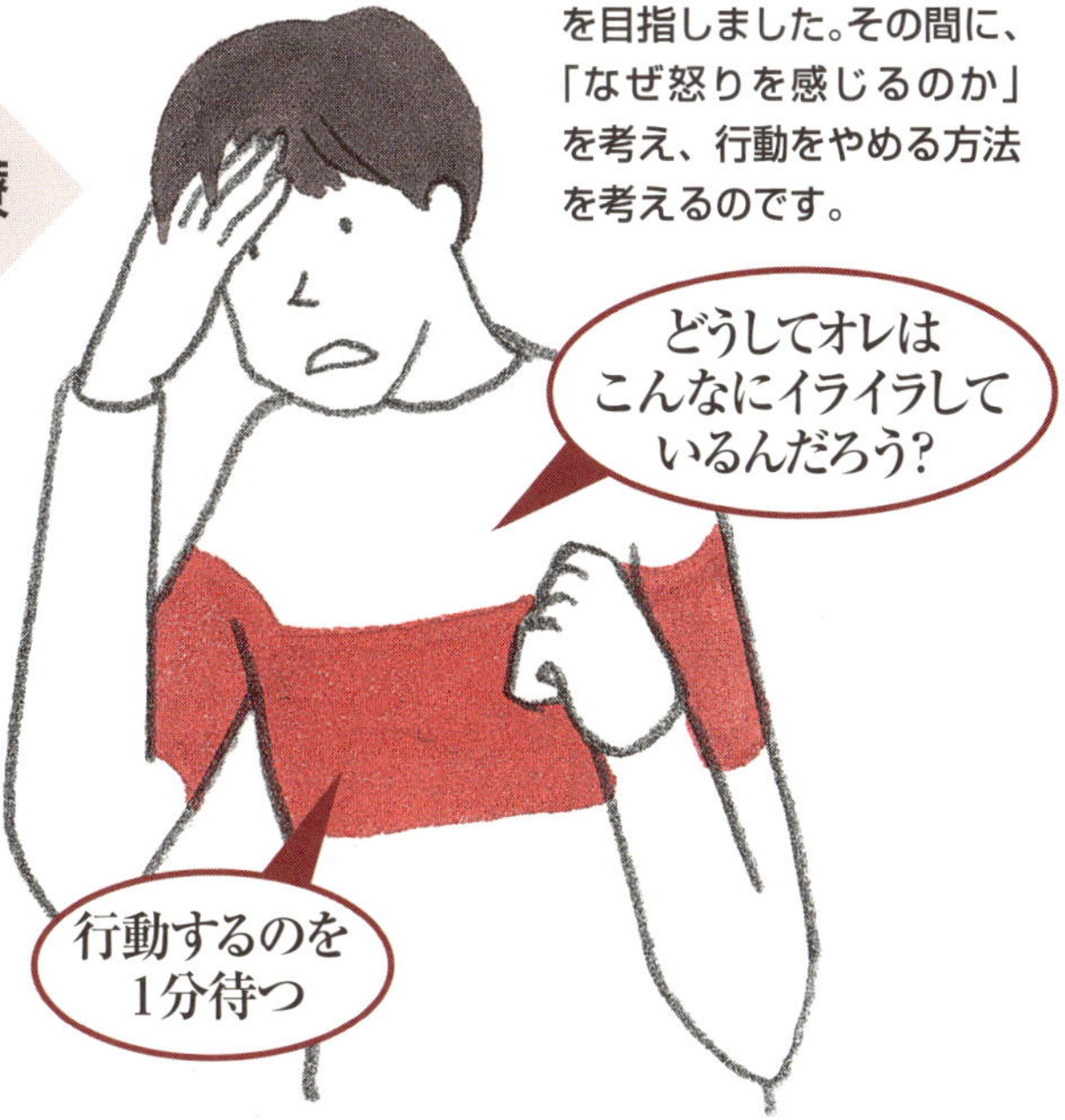
どうしてオレは
こんなにイライラして
いるんだろう?
行動するのを
1分待つ

なぜ怒るのかに目を向け、ほかの可能性を考える練習が実を結ぶ

受診時のCさんの怒りは強く、「家族なんか殺してやる」「自分の耳を切ってやる」などの訴えがありました。

治療を始めたころ、Cさんは「頭に血が上ると、何が何だかわからなくなって、怒りを爆発させたり、リストカットをしてしまう」と言っていました。そこで、認知療法では、今までにあった怒りの爆発のさまざまな場面を想定して、トレーニングを重ねました。

トレーニングがうまく進み始めると、Cさんの怒りの激しさは徐々に和らぎ、半年後には、リストカットについて冷静にふり返ることができるようになりました。

その後しばらくは、リストカットの衝動を感じることがありましたが、リストカットそのものはしなくなりました。

ほとんどの自傷行為に関係している

うつ状態だけが現れるうつ病と、躁状態とうつ状態の両方が現れる双極性障害があり、どちらも自傷行為と深い関連があります。

うつ病は自傷行為を伴いやすい

双極性障害とうつ病では、いずれもうつ状態のときに自傷行為や自殺の危険が高くなります。

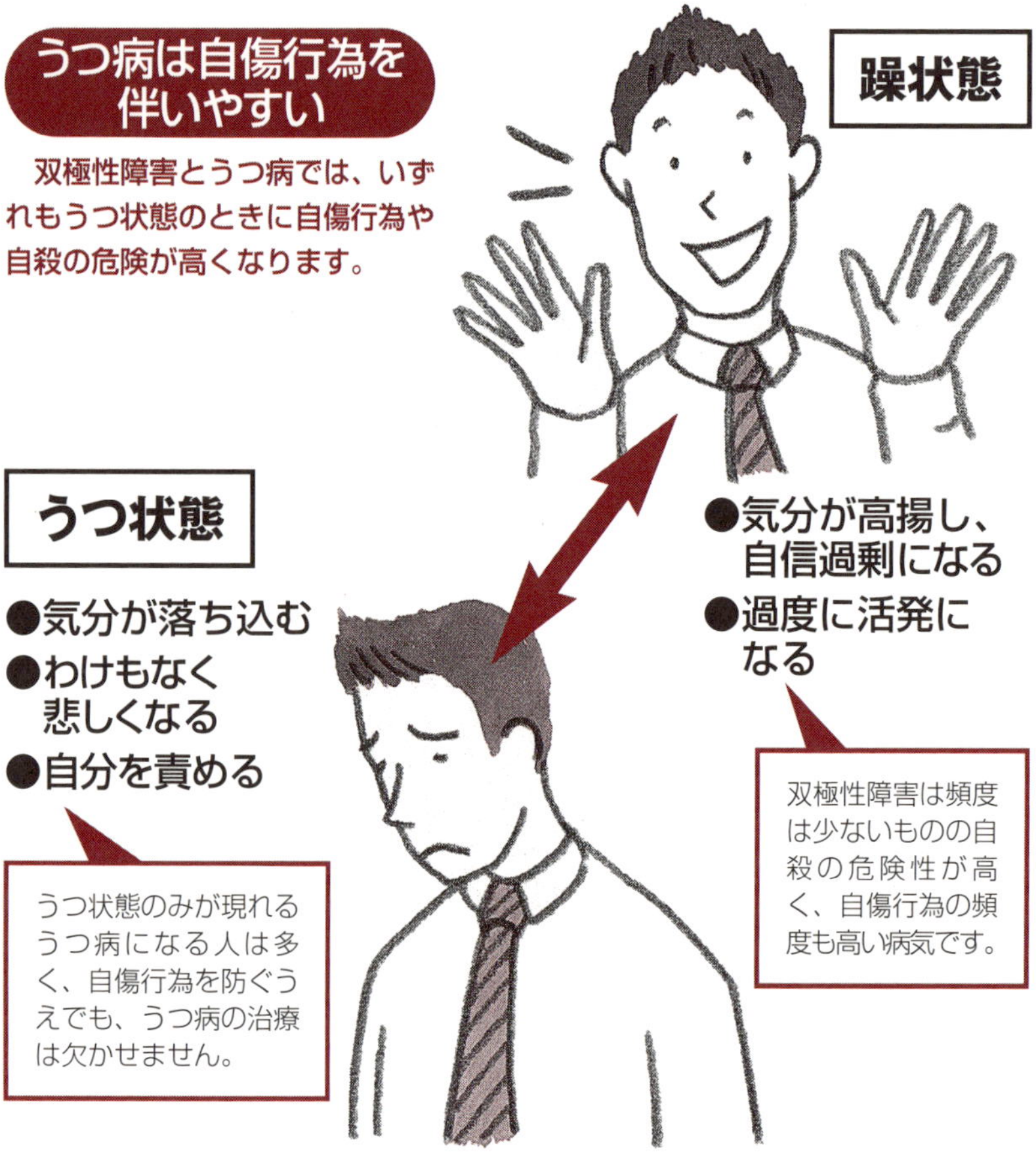
躁状態
●気分が高揚し、自信過剰になる
●過度に活発になる
双極性障害は頻度は少ないものの自殺の危険性が高く、自傷行為の頻度も高い病気です。
うつ状態
●気分が落ち込む
●わけもなく悲しくなる
●自分を責める
うつ状態のみが現れるうつ病になる人は多く、自傷行為を防ぐうえでも、うつ病の治療は欠かせません。

自傷行為前の気持ちと共通する部分が多い

うつ病では、気分が落ち込んで、空しさや罪悪感に支配される「うつ状態」が続きます。自分には価値がないと思いこみ、何かをしようとする意欲がなくなり、考えや行動が滞る状態です。

うつ病、双極性障害のいずれも自殺や自殺未遂と自傷行為の区別がむずかしく、注意が必要です。

特に、うつ状態は、ほとんどの自傷行為で現れます。うつ病にはセロトニンのアンバランス（→P84）も関係していると考えられています。

したがって、うつ病の治療は、自傷行為の治療と重なるところが多くあります。

うつ病についてよりくわしく知りたい方は、健康ライブラリーイラスト版『新版 入門　うつ病のことがよくわかる本』（野村総一郎監修）をご覧ください

うつ病の要因と治療

うつ病にかかわるものには、生物学的な要因、環境要因、認知の要因があります。治療では、それぞれの要因に働きかけながら、全体的な改善を目指します。

認知の要因

悲観的・自己否定的に考えるクセ

精神科での治療

医師との話し合いや認知療法を通じて、自分の考え方のクセを見直します。

環境要因

強いストレスや疲労

休養

ストレスのかかる環境を避け、ゆっくり体と心を休めます。

生物学的要因

セロトニンなどの神経伝達物質のアンバランス

薬物療法

SSRI（→P84）が最もよく使われます。

●家族の適切な対応も必要

過度に励ましたり、気の持ちようなどとあしらうのは、治療にとってマイナス。家族が治療に参加することが欠かせません。

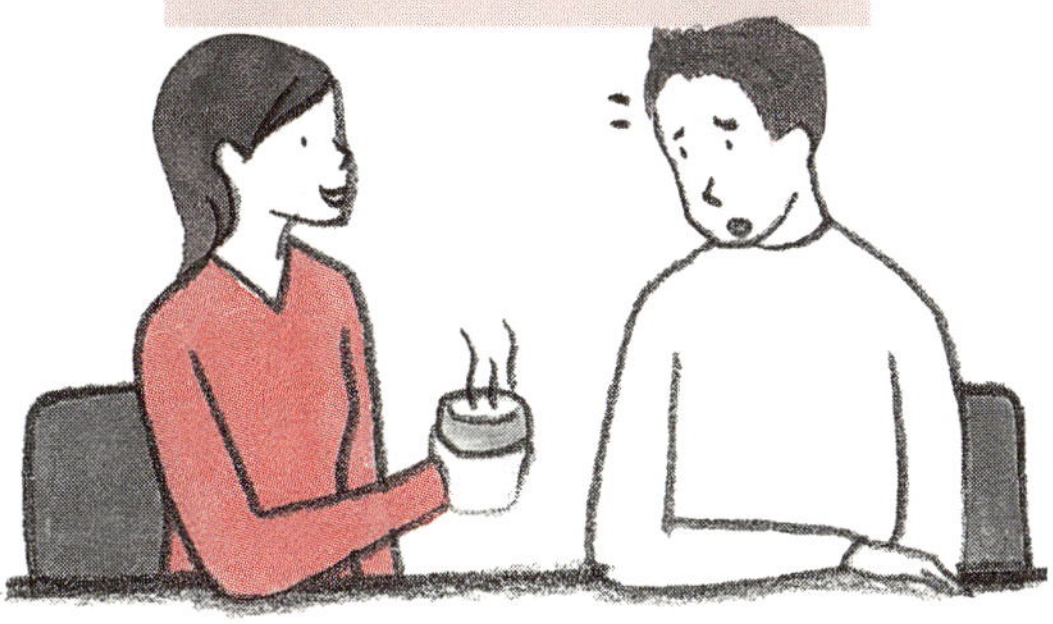

●休むことが治療になる

精神的なストレスだけでなく、体力の低下や疲労もうつ病の大きな要因。休むことは、治療の根幹となります。

コラム 双極性障害からリストカットをするようになった……Dさん

Dさん（30歳・男性）は、人当たりがよくめったに怒ることのない、ほがらかな性格です。

二年前よりうつ状態がひどくなり、休職して治療に専念していました。しかし、抗うつ薬の効果が充分でなく、一日中横になることの多い日々を送っていました。

休職して数ヵ月したところ、躁状態が現れ、双極性障害と診断されました。一時間単位で気分がコロコロ変わり、時々、自分でも異常を感じるようになったDさんは、「正気を取り戻すため」「死ぬため」といって自分の手首や太ももをカッターナイフで切るようになったのです。

薬を正しく服用しなくなり、トラブルも多発したために、精神科での入院治療が始まりました。

二ヵ月後に退院したDさんは、しっかり薬をのみ、双極性障害の治療を続けることで、リストカットをすることがなくなりました。

アルコールなどのトラブル

乱用や依存で自制がきかなくなる

アルコールや薬物の乱用や依存は、自傷行為に伴いやすい精神障害です。治療に向かう本人の強い気持ちが、自傷行為のコントロールにつながります。

生活全般に及ぶ影響が非常に大きい

アルコールや薬物は、本人の体に害を及ぼすだけではなく、人間関係を乱したり、社会生活を続けることがむずかしくなるなど、生活全般に深刻な影響をもたらします。

依存

アルコールや薬物を繰り返し、過剰に摂取するうちに、心理的にも身体的にも、「それなしにはいられなくなる」という状態になることです。

生活が乱れ、気持ちの安定が揺るがされる

トラブルが重なると、社会生活・家庭にも深刻な影響が及び、生活が破たんしてしまうこともあります。

乱用

正しい使い方を守らず、トラブルを生じる原因となるような使い方を続けることです。

原因となるもの

- アルコール
- 薬物

麻薬などだけではなく、治療薬を不適切に使用する場合もあります。

自分をコントロールできなくなる

気分が高揚して、自制心がなくなり、ふだんとは違う行動をとったりします。人間関係に支障をきたしたり、トラブルに巻き込まれたりします。

アルコール依存症についてよりくわしく知りたい方は、健康ライブラリーイラスト版『新版 アルコール依存症から抜け出す本』（樋口 進監修）をご覧ください

本人の取り組みが不可欠

アルコールや薬物の問題に、特効薬はありません。問題が生活全般にわたるだけに、いろいろな方向からの取り組みが必要です。そして、どの方法でも、本人のやる気が欠かせません。

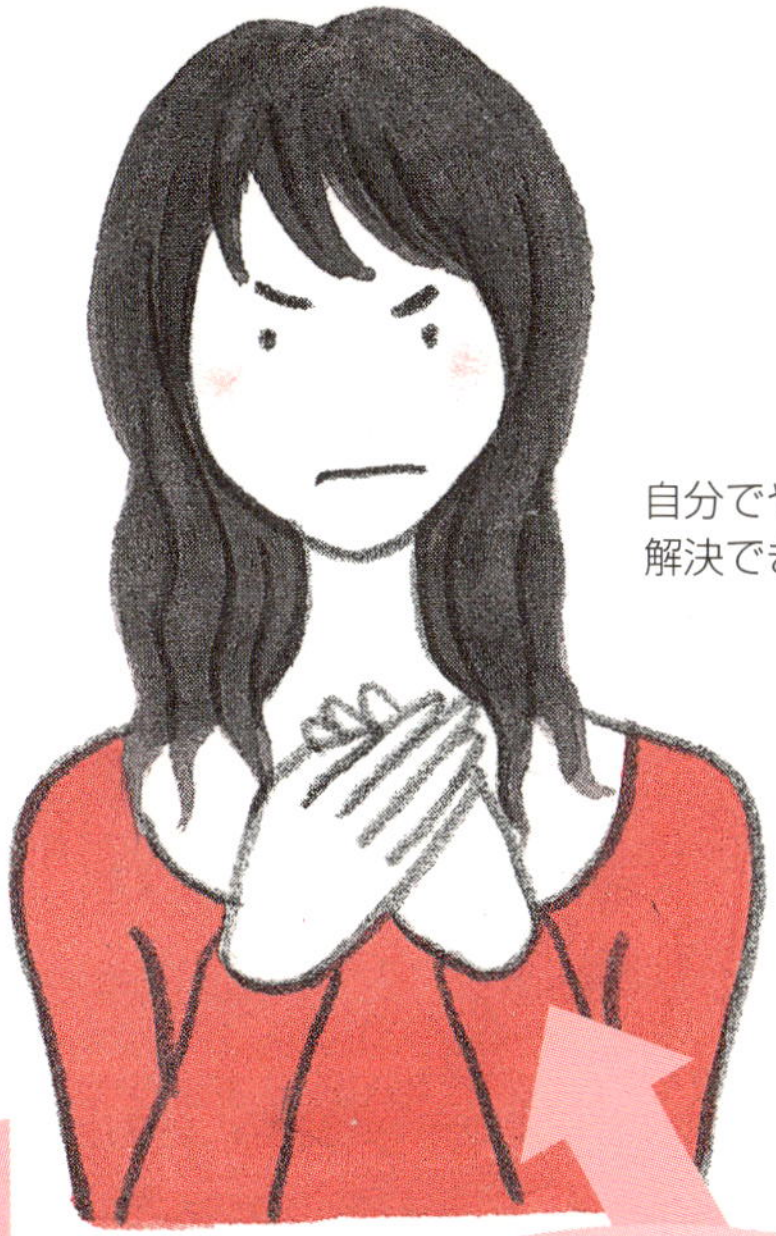

自分でやらなければ
解決できません。

正しい知識

アルコールや薬物が自分の体に
どのような影響を及ぼすのか、
その害を取り除くために
何をすればよいのか、
基礎知識を学びます。

気持ちの問題やストレスへの対処法

乱用・依存を招いた原因を見つめ、
ストレスや問題に対処する
方法を学びます。

仲間のサポート

アルコールや薬物の乱用・依存の経験者が
運営する「自助グループ」があります。
そうしたグループに参加して、
お互いに支え合う経験は、回復への
大きな力になります。

「勢いづけ」から深みにはまるケースも

アルコールや薬物によって「酔っ払った状態」になると、自制がきかなくなり、気分が高揚してきます。こうして、いわば「勢いを借りて」自傷行為を始めるケースがしばしば見られます。

また、アルコールや薬物による高揚感がさめてくると、逆に気持ちが落ち込んだり、自己嫌悪感が出てきます。この気持ちが、自傷行為の罪悪感と相まって、ますます気分がふさぐという悪循環を招きます。

自分以外にコントロールできない

アルコールや薬物の乱用は、もともと本人の行動から始まるため、本人が強い意志で治療に臨まない限り、治療はうまくいきません。

ケース症例のBさんも、自分自身で「治さなければ」という気持ちを持つようになったことが、回復につながっています。

パーソナリティ障害

境界性パーソナリティ障害が多い

パーソナリティ障害には、いくつかの種類があります。なかでも、境界性パーソナリティ障害は、自傷行為を伴いやすい傾向があります。

パーソナリティ障害の種類

パーソナリティ障害には、主に次の種類があります。

パーソナリティ障害の種類	特徴	自傷行為者のうちの割合※
境界性パーソナリティ障害	感情や対人関係が不安定。周囲に依存し、周囲が支えられなくなると、衝動的な行動を起こしやすい	55.5%
回避性パーソナリティ障害	失敗したり、他人から拒否されることを恐れ、問題を避けることでやり過ごす	31.6%
反社会性パーソナリティ障害	倫理観や道徳観が乏しく、反社会的・暴力的な行動を取りやすい	27.1%
強迫性パーソナリティ障害	自分で決めたルールに固執する。几帳面で完璧主義、頑固などが特徴	21.9%
妄想性パーソナリティ障害	疑い深く、周囲の人が自分に悪意があると解釈する。自分の正当性を強く主張し、しばしば周囲の人と衝突する	18.7%
統合失調質パーソナリティ障害	感情を表すことが少ない。他人や社会への関心・かかわりが薄く、孤立しがち	16.1%
依存性パーソナリティ障害	自分で判断できず、他人に頼ったり指示を仰がなければ、行動を決められない	11.0%
演技性パーソナリティ障害	周囲の人の注意を自分に引き付けようと、派手な行動を繰り返す	7.1%

（※林ら、未発表データ 155例の精神科入院患者におけるパーソナリティ障害の頻度）

おもなパーソナリティ障害の特徴と、自傷行為で入院治療を受けた人の中で、パーソナリティ障害の診断を受けた人の割合を示した。診断は重複してつけられている。また、調査場所が精神科病院のため、一般よりも数字はかなり高くなっている

パーソナリティ障害についてよりくわしく知りたい方は、健康ライブラリーイラスト版『パーソナリティ障害　正しい知識と治し方』（市橋秀夫監修）、『境界性パーソナリティ障害のことがよくわかる本』（牛島定信監修）をご覧ください

パーソナリティ障害の対応、治療

周囲の人

対応に苦労する

何気ない行動や言葉が、本人にはちがうニュアンスでとらえられたり、行動にふり回されたりします。

かたよりに目を向ける

本人が自分のパーソナリティのかたよりに気づくことが、改善への手がかりとなります。周囲の人は、適切な対応法を知ることで、ストレスを軽減できます。

本人

孤独や虚しさから逃れられない

認知がかたよっていて、柔軟性に乏しいため、気持ちが安らぎません。

あきらめずに治療に取り組む

パーソナリティ障害の治療には、長い時間がかかります。また、特に境界性パーソナリティ障害は、年齢を重ねるにつれて、自分なりの対処法を身につけ、問題も少なくなってくるものです。

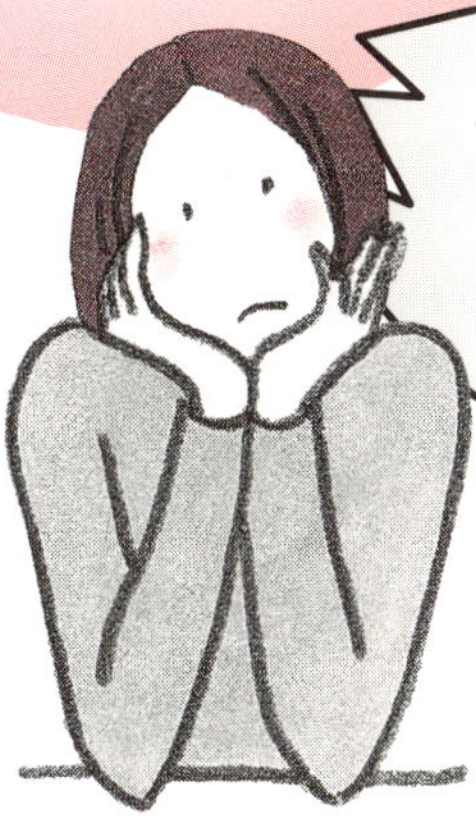

パーソナリティの特性が自傷行為を起こしやすくする

パーソナリティ障害とは、認知のクセや、そこから起こる感情がかたよっていて、生活全般に支障をきたしやすい状態を指します。

リストカットなどの自傷行為では、しばしばパーソナリティのかたよりが見られるため、パーソナリティ障害の診断は対応のヒントになります。パーソナリティ障害の中でも、自傷行為と関連が深いのは「境界性パーソナリティ障害」です。境界性パーソナリティ障害は、自傷行為が診断の一つの目安になっているほどです。

パーソナリティ障害の治療は自傷行為の治療と重なる

パーソナリティ障害の治療では、治療スタッフとの話し合いを通じて、考え方のクセを見直し、認知を現実に即したものに変えていきます。その過程で、自分自身を受け入れ、自分を大切にすることを学び、自傷行為を減らしていきます。

統合失調症など

心の病気や障害が関係するケースが多い

統合失調症や、解離性障害は、以前から自傷行為とのかかわりを指摘されています。
また、不安障害は最近、自傷行為との関係が注目されています。

統合失調症

ドパミンを中心とする神経伝達物質のアンバランスによって、神経細胞が異常に興奮することや、ストレスなどによって起こると考えられています。

現実を正しく把握し、判断する力が低下する

幻覚
実際には存在しないものを見たり、声を聞いたりします。

妄想
現実にはあり得ない考えを信じ込む状態です。

自傷行為を招くことがある
「自分が死なないとたいへんなことが起きる」という妄想や、「自傷行為を命令する声が聞こえた」などの幻覚から、自傷行為を起こします。

ドパミンのアンバランスを正す薬物療法がおこなわれる

統合失調症の治療では、ドパミンの作用を減らす働きのある「抗精神病薬」を使います。急性期か、慢性期かで対応が異なり、また、再発を防ぐために、薬物療法は慎重に続けられます。

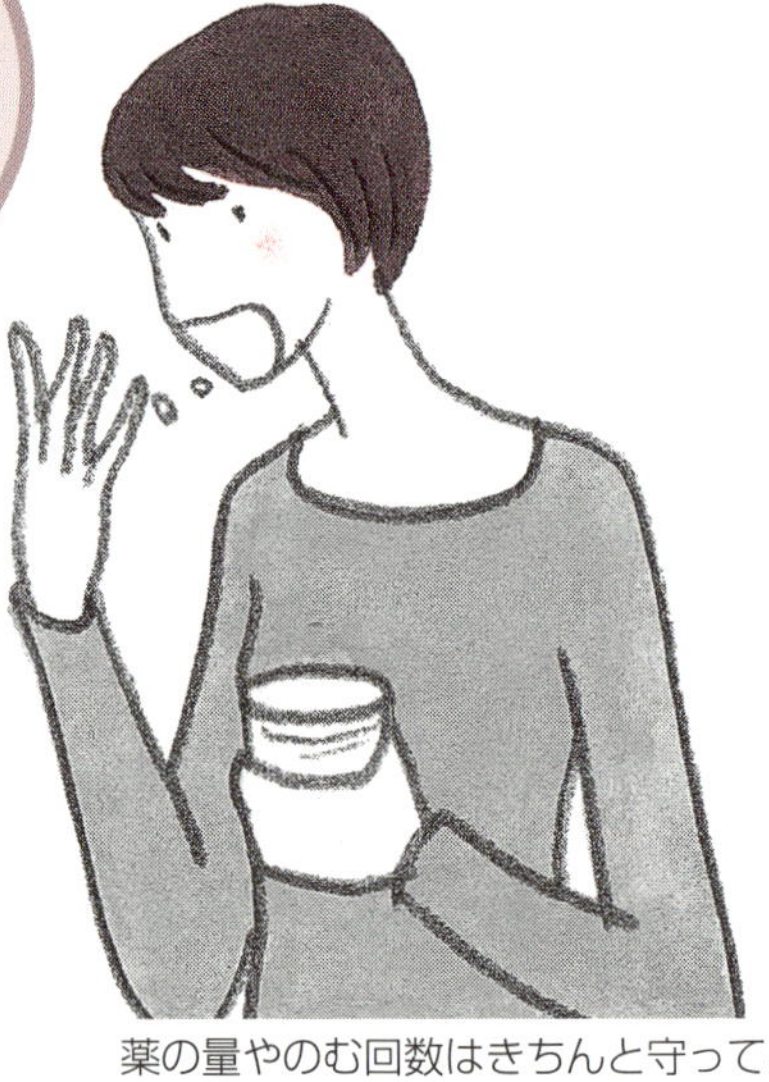

薬の量やのむ回数はきちんと守って。

統合失調症についてよりくわしく知りたい方は、健康ライブラリーイラスト版
『統合失調症 - 正しい理解と治療法 - 』（伊藤順一郎監修）をご覧ください

記憶を一時的に失ったり、痛みを感じなくなる

緊張が高まったりすると、一時的に記憶がなくなったりします。解離性障害の自傷行為では、「気づいたら切っていた」「痛みを感じない」などの特徴がみられます。

解離性障害

強いストレスのために、精神活動の一部を切り離した状態です。

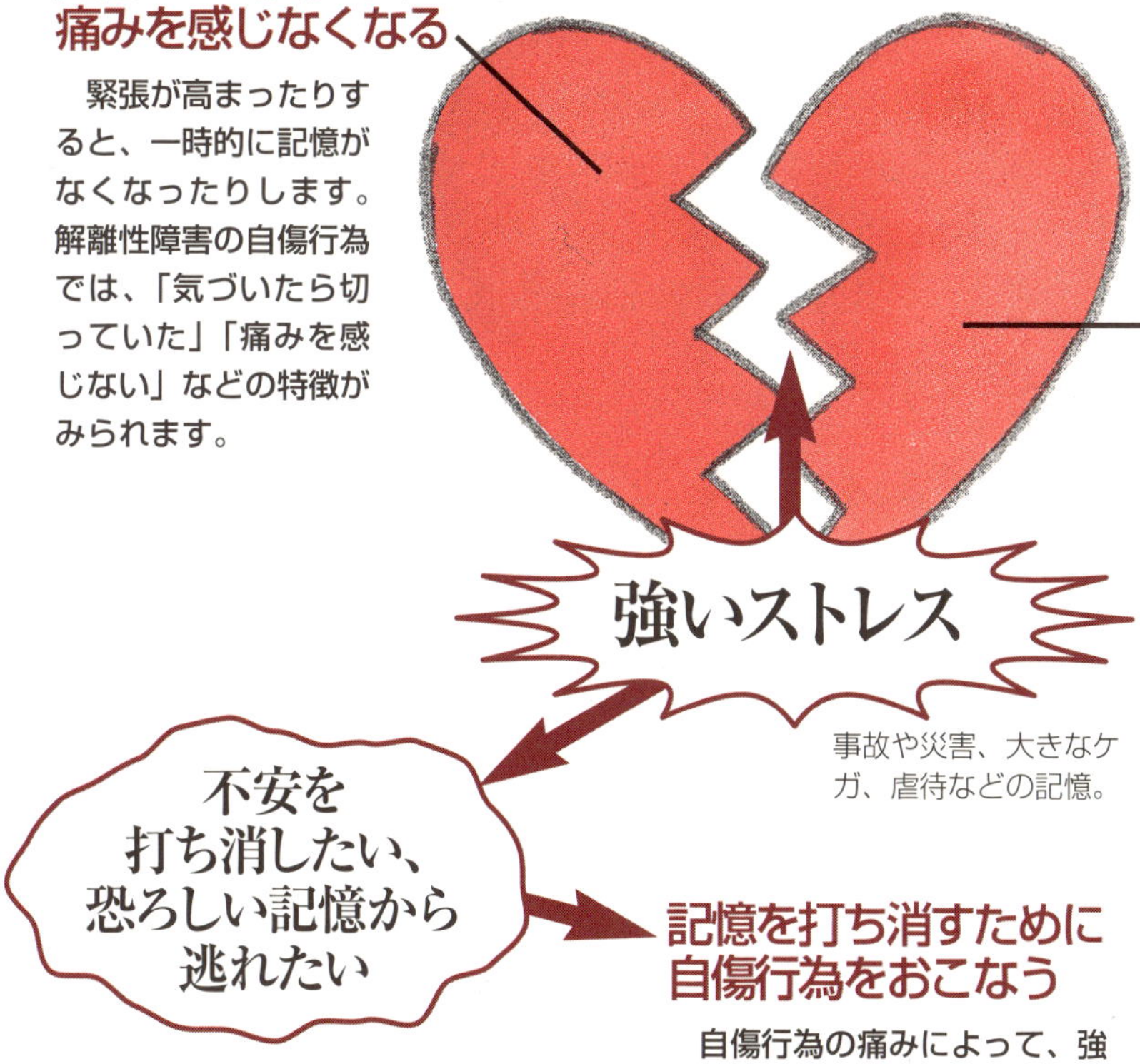

強いストレス
不安を
打ち消したい、
恐ろしい記憶から
逃れたい

事故や災害、大きなケガ、虐待などの記憶。

気持ちの一部を切り離す

ストレスや、それを思い出させる記憶などを切り離し、心の安定を保とうとします。

不安障害

不安障害とは、強い不安を主症状とするもので、パニック障害やPTSD（心的外傷後ストレス障害）などがあります。

記憶を打ち消すために自傷行為をおこなう

自傷行為の痛みによって、強い精神的苦痛から逃れようとします。

自分の意思とかかわりなく起こる場合も

心の病気では、現実を見つめ、自分らしい判断を下す「心の働き」が低下し、自傷行為をすることがしばしばあります。

たとえば、統合失調症では、幻覚や妄想から自傷行為をするケースが見られます。

統合失調症の治療は、薬物療法と休養が中心です。薬物療法で症状がコントロールできれば、自傷行為も収まります。

強いストレスに対する反応として起こる

強いストレスは、さまざまな形で心の働きに影響を及ぼし、自傷行為として現れる場合があります。

中でも、解離性障害は、以前から自傷行為とのかかわりが指摘されています。また、最近では不安障害も、自傷行為の要因の一つとして注目されています。

いずれの場合も、薬物療法と精神療法が欠かせません。

不安障害についてよりくわしく知りたい方は、健康ライブラリーイラスト版『PTSDとトラウマのすべてがわかる本』（飛鳥井 望監修）をご覧ください

摂食障害

自分の体を平気で痛めつけるという共通性がある

摂食障害には、食べる量が極端に少ない「拒食（無食欲症）」と、大量に食べては嘔吐を繰り返す「過食症」があります。

若い女性に多い

摂食障害は、若い女性に多く見られ、以前から自傷行為との関係が指摘されていました。

摂食障害は、「やせたい」気持ちからの無理なダイエットがきっかけとなることがしばしばです。その背景には、「今の自分は太っていてダメ」という強い自己否定があります。摂食障害も、リストカットなどの自傷行為も、ともに「今の自分を大切にできない」と感じて自分を傷つけるという共通性があるために、いっしょに生じやすいと考えられています。

摂食障害には、精神療法や家族療法、ＳＳＲＩなどの薬物療法がおこなわれます。

今の自分に価値が認められない

治療では、自分を受け入れるよう本人を支える治療や、家族への指導がおこなわれます。

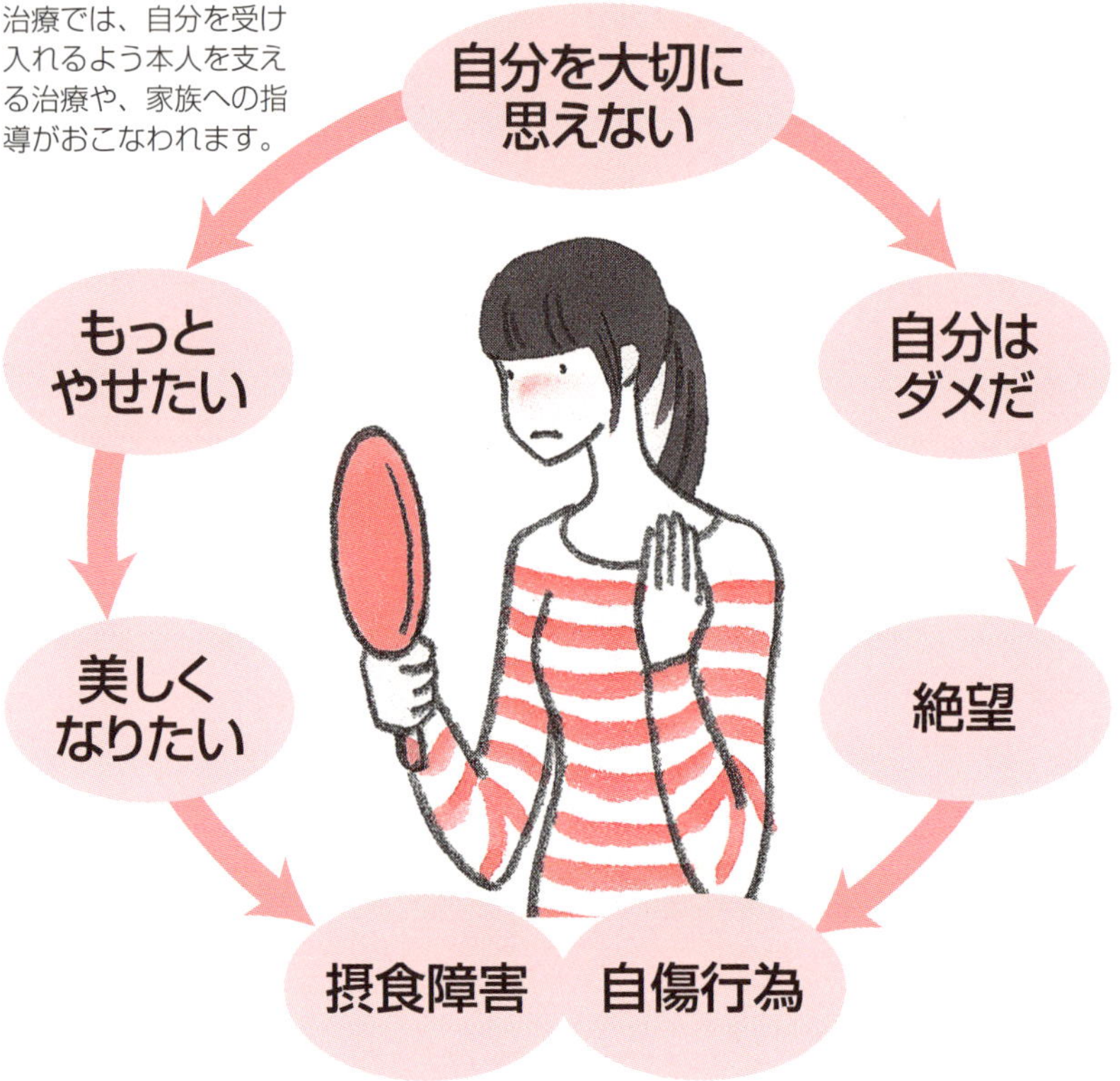

自分を大切に思えない
自分はダメだ
絶望
自傷行為
摂食障害
美しくなりたい
もっとやせたい

摂食障害についてよりくわしく知りたい方は、健康ライブラリーイラスト版『拒食症と過食症の治し方』（切池信夫監修）をご覧ください

■監修者プロフィール
林 直樹（はやし・なおき）
1955年東京に生まれる。1980年東京大学医学部卒業。東京大学附属病院分院神経科、都立松沢病院精神科部長、東京都精神医学総合研究所客員研究員を経て、現在、東京医科歯科大学医学部臨床教授、帝京大学医学部メンタルヘルス科（病院）教授。
著書に『人格障害の臨床評価と治療』（金剛出版）、『パーソナリティ障害―いかに捉え、いかに対応するか』（新興医学出版社）、『パーソナリティ障害とむきあう』（日本評論社）、『リストカット―自傷行為をのりこえる』（講談社現代新書）など。

●編集協力
オフィス201
原 かおり
●カバーデザイン
松本　桂
●カバーイラスト
長谷川貴子
●本文デザイン
勝木雄二
●本文イラスト
丸山裕子
千田和幸

健康ライブラリー　イラスト版
リストカット・自《じ》傷《しょう》行《こう》為《い》のことがよくわかる本《ほん》

2008年12月10日　第１刷発行
2023年６月26日　第８刷発行

監　修　林 直樹（はやし・なおき）
発行者　鈴木章一
発行所　株式会社講談社
東京都文京区音羽二丁目12-21
郵便番号　112-8001
電話番号　編集　03-5395-3560
販売　03-5395-4415
業務　03-5395-3615
印刷所　凸版印刷株式会社
製本所　株式会社若林製本工場
N.D.C.493　98p　21cm

ISBN978-4-06-259431-8

■参考文献
『リストカット』林 直樹著(講談社現代新書)
『自傷行為治療ガイド』B・W・ウォルシュ著　松本俊彦、山口亜希子、小林桜児訳(金剛出版)
『なぜ自分を傷つけるの？』アリシア・クラーク、M .A.著　水澤都加佐監修　上田勢子訳(大月書店)

KODANSHA